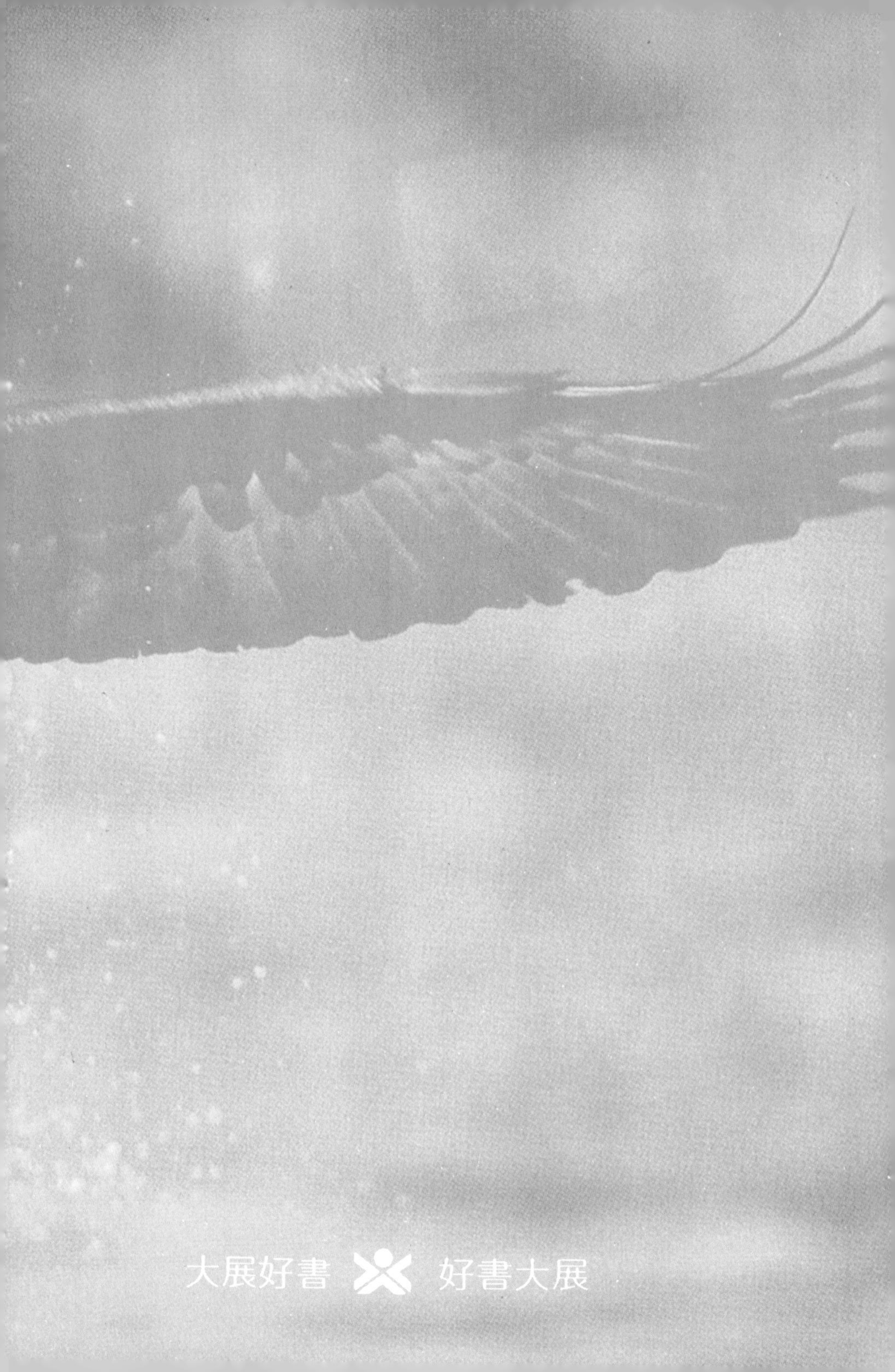
大展好書 好書大展

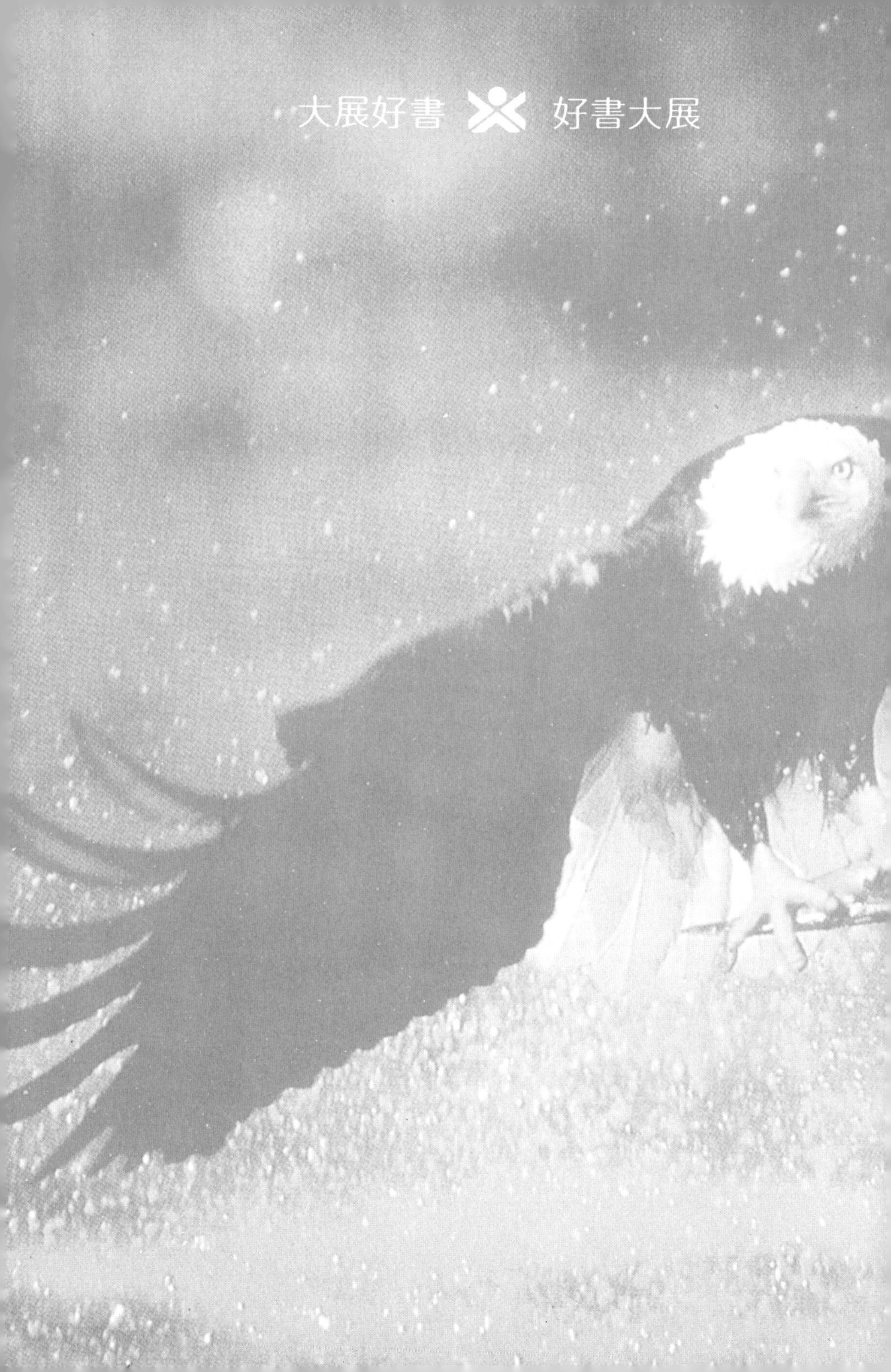
大展好書 好書大展

家庭醫學保健

29

智慧飲食
吃出健康

柯富陽/編著

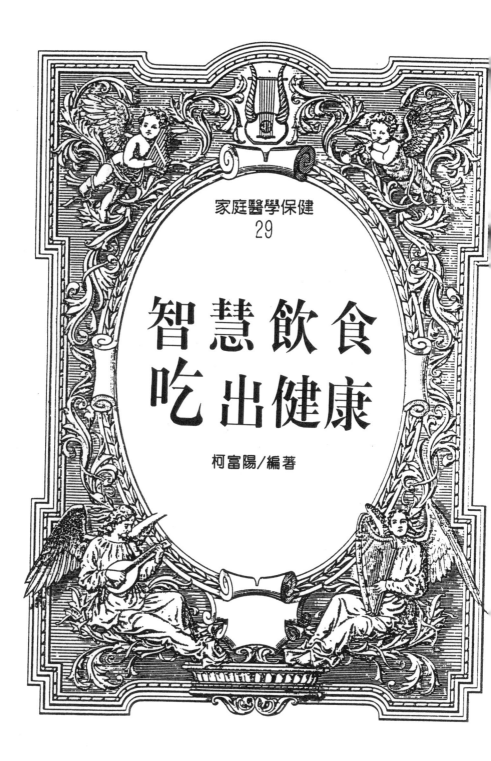

目錄

第一章

智慧飲食——可讓你保有年輕的身心……九

預防成人病、老化的關鍵在於飲食

1 四十歲後的你，應注意的事項……一〇
2 不要掉入長壽背後潛藏的陷阱……一二
3 現今的吃法，會惹病上身……一四
4 攝取過多肉類，會導致不健康……一六
5 太胖、太瘦都不利健康的理由……一八
6 何以需用腦筋吃東西？……二〇
7 高蛋白、低卡路里乃「智慧飲食」的基本……二二

8 有效攝取蛋白質的要領……二四
9 「智慧飲食」和「粗食」的不同處……二六
10 攝取蛋白質方法的差異，會造成精力上的差異……二八
11 不吃肉會使精力不足的說法是騙人的……三〇
12 防止吃得過多前，先減少脂肪……三二
13 魚比肉好的理由……三四
14 同樣是魚，白魚不如青魚……三六
15 經常吃油炸物，易促進老化……三八
16 透過牙齒得知，肉和蔬菜的最適當平衡攝取法……四〇
17 纖維不足會導致腦筋變差……四二
18 下點功夫多吃蔬菜……四四
19 鈣質不足的人，老來就知痛……四六
20 不要拘泥於膽固醇的迷信……四八
21 鹽，真的不好嗎？……五〇
22 和食是「智慧飲食」的原點……五二

㉓ 和食的唯一缺點——……五四
㉔ 不好吃的飲食，稱不上是「智慧飲食」——……五六
㉕ 酒也是「智慧飲食」的幫手——……五八
㉖ 只消三個月，就可自然知道何種食物有益身體——……六〇
㉗ 如何把「智慧飲食」變得更完美的飲食？……六二
㉘ 提高「智慧飲食」效果的七個生活習慣……六四
㉙ 實行「智慧飲食」，應從四十歲起……六六

第二章

這就是智慧飲食……六九

可口好吃的「健康菜單」

實踐重點① 以魚和雞肉來攝取動物性蛋白質最好……七〇
實踐重點② 能攝取很多蔬菜的和食智慧——涼拌菜……七六

實踐重點③　需充分下工夫攝取的——鈣質……………………………八二
實踐重點④　在魚類菜單上下工夫，可提高「智慧飲食」度…………八八
實踐重點⑤　西式菜單也能衍生出日式菜肴的智慧……………………九四
實踐重點⑥　主食之所以重要自有理由……………………………………一〇〇
實踐重點⑦　減鹽的關鍵在於高湯和香辛料………………………………一〇六
實踐重點⑧　「高蛋白質，低卡路里」的烹飪法…………………………一一二
實踐重點⑨　肯動腦，裝在碗內的東西皆可成健康的菜單………………一一八
實踐重點⑩　攝取過多是禁忌、動物性脂肪減少的方法…………………一二四
實踐重點⑪　煮物是否能充分攝取蔬菜的關鍵……………………………一三〇
實踐重點⑫　鍋類是最合乎「智慧飲食」的健康食…………………………一三六
實踐重點⑬　偶而也該嚐嚐罕有的飲食……………………………………一四二
實踐重點⑭　材料種類愈多，一品料理的價值也愈高……………………一四八
實踐重點⑮　蛋白質，應動物性和植物性的予以巧妙配合………………一五四
實踐重點⑯　可充分攝取食物纖維強有力的方法
——「母親的味道」……………………………一六〇

實踐重點⑰ 希望善加利用——營養豐富，低卡路里的食品……一六六
實踐重點⑱ 以飽食時代來重估麥飯的效果……一七二
實踐重點⑲ 一道菜的重點主義，既低鹽又美味……一七八
實踐重點⑳ 甜食也可成爲桌上佳餚……一八四
實踐重點㉑ 要丟棄的蔬菜有「福」了……一九〇
實踐重點㉒ 早餐吃得好，既得健康又得長壽……一九六
實踐重點㉓ 盛菜的器皿是「智慧飲食」的隱藏味道……二〇二
實踐重點㉔ 爲提高精神，需考究醋漬物……二〇八
實踐重點㉕ 更要加以利用的，整條魚都吃的智慧……二一四
●爲易實踐「智慧飲食」的●——蛋白價……二二〇

第一章

智慧飲食——可讓你保有年輕的身心

預防成人病、老化的關鍵在於飲食

1 四十歲後的你，應注意的事項

「為保有健康，應注意什麼？」被問的人多半會回答：藉著慢跑、游泳等活動身體，過有規律的生活、不要太疲勞……等等。的確，這些都很重要，但是以現代人的健康來考量，我認為重要的，莫過於「用腦筋吃」了。即使注意了其他事項，而不用腦筋「吃」的話，也難保有健康。

例如：高血壓、心臟病、糖尿病等，幾乎所有的成人病，都是由於「食原病」，也就是以飲食為原因所造成的。今日，不用腦筋吃，確實會招致疾病和不健康，然而令人遺憾的是，正處工作力旺盛的四十歲年齡層的人，絕大多數没有於「吃」的上面用腦筋。

舉一例來說，中午外食時，你是如何決定吃什麼的呢？大概以「我想吃」、「我喜歡吃」、「好吃」來決定的人佔大多數吧。其中，認為「只要能裹腹」的人也為數不少。

總之，依照食慾、本能的命令而吃的吃法，稱不上用腦筋來吃東西。

前些日子，我和幾個朋友在餐廳聊天，並且點了三明治吃，由此，我有了下述經驗。在放三明治的餐盤裡，附有一些薯條，上面以荷蘭芹點綴著，我和其他人的吃法截然不同。首先，我吃掉荷蘭芹，接著再吃三明治，至於薯條，我連碰也沒碰。

但是，除我之外，其他的人都沒吃荷蘭芹，只吃薯條。平時，不會特意吃薯條的中年人，也或多或少地進肚。

稍有關心營養的人，都應知道，荷蘭芹比薯條對健康有益。邊看電視，邊把用多量油炸成的薯條，送入嘴裡的薯條族，我敢說，將來必會爲健康煩惱。而，不吃荷蘭芹只吃薯條般的吃法，無疑是自己替自己製造疾病。

當然，好吃的東西誰都愛吃，可是，好吃的東西不見得對健康都有利。若不花點腦筋來吃，把不利健康的食物全送進肚，絕難擁有健康的。

2 不要掉入長壽背後潛藏的陷阱

台灣人的平均壽命，男性爲七五．五四歲，女性爲八一．三〇歲，大家都知道，此已達世界頂尖水準。石器時代的平均壽命被推測爲十六歲左右，十八世紀前則爲三十歲左右，一九二〇年左右的平均壽命約爲四十五歲，一九六〇年後則超過五十歲，至於高度成長期以後的平均壽命，更是顯著的提高。

愈來愈多人長壽了。這與醫學的進步有關外，食物變得豐富、營養攝取充分，更是毋需贅述的原因。戰前，因營養不夠而病死的人很多，現在則沒有挨餓的人了。而且，只要喜歡，隨時可以吃到美味的食物。

食物變得豐富，愈來愈多人長壽——這意味著，人的健康處於良好的狀態，但是，長壽果真是令人可喜之事嗎？

讓我們來看看長壽國日本的現實面吧！一方面，癱瘓於床上的老人數目驚人，另一方面，四、五十歲患成人病的人激增。長壽卻久病，恐非可喜。

儘管長壽，卻病奄奄地活著，絕無幸福可言。假如長久癱瘓於床上，鎮日病痛纏身，是件痛苦之事啊！

造成長壽卻有損健康的原因大半與每日的飲食有關。也就是說，健康的關鍵在於飲食；生病的關鍵也在於飲食。因此，「用腦筋吃」是非常重要的。

生物學家認爲，人本來的壽命約爲九十至一百歲。今後醫學的發達，或能更提高平均壽命，但是我很懷疑，現代人過得真的很幸福嗎？

就算醫學再發達，對於自己所製造的疾病，亦即成人病，除自身的健康管理外，絲毫没有根本解決的方法。

爲擁有健康身體，獲得幸福人生，無論如何，必需用腦筋於「吃」上。

3 現今的吃法，會惹病上身

雷溫霍克——知道他的人或許不多，此人對顯微鏡的發展相當有貢獻，由於有和他一樣的研究者們的努力，才使得醫療技術進步，致使人類的平均壽命能有現在的高水準。

他，一六三二年出生於荷蘭，本來經營一家西服店，但不知何故對顯微鏡著了迷。他把顯微鏡的原型（發明於一五九〇年）加以改良，自製一顯微鏡，透過它，他觀察了種種東西。

起初，他仔細觀察了布的纖維，在好奇心的驅使下，他在兔子尾巴的血管發現了紅血球，接著，又發現了精子、昆蟲的複眼等。由於他的觀察，使得顯微鏡的價值被認定，此後，顯微鏡不斷地被改良，它對醫學發展有一番大貢獻。

阻礙人的健康要因很多，從前，以病原菌（細菌）爲媒介的傳染病最常見。天花、鼠疫、霍亂、赤痢等，一旦流行，整個鎮或村的人全死光，並不希奇。

由於顯微鏡的發達，人們才得知傳染病的原因是病原菌，二十世紀後，人們找出對付傳染病的方法，平均壽命才不斷提高。而，抗生物質盤尼西林的發明，消滅了結核等病，使得人類壽命更延伸。我寫出這些不外想指出，在現代，除部分的濾過性病毒外，人們不會因外來的病菌侵入而喪命。只要注意健康，不發生意外事故，就能健康地過一生，然後壽終正寢。

然而，生病的人卻不斷。而且，人在壽命盡（壽終正寢）前，因心臟病、癌症等疾病喪命，已似成理所當然之事了。又，以往未曾見的新疾病出現了。例如：最具代表的就是大腸癌。三十多年前曾被美國人罹患大腸癌的高比率嚇一跳。

當時，雖是胃病的全盛期，卻少發現大腸癌患者。可是，這十年間，大腸癌患者卻增加了三倍。

諸如此般地，不是外來的病原菌造成的疾病，也就是自己身體所製造的疾病，是如何造成的呢？其根本原因即爲飲食。

不用腦筋「吃」所造成的疾病，正侵蝕著現代人的健康。

4 攝取過多肉類，會導致不健康

各位知道「腸相」的意思嗎?它不是人相、手相，而是腸的相。此一名詞是大腸內視鏡診斷的治療權威，美國馬溫德薩奈醫科大學教授新谷弘實提出的。我對他的腸相之說頗感興趣，特在此予以介紹。

新谷教授說，以內視鏡看大腸內部時，腸相好的人，也就是腸好像孩子一般光滑潔淨的人，必有個健康的心臟，通暢的血管，年輕化的身體。

相對的，腸相不好的人，腸壁僵硬，有憩室（腸壁所形成的袋子，會引起出血和炎症）、疣等情形出現。

腸相不好的人，多有膽固醇值偏高、動脈硬化和高血壓的症狀，若不治療，就易患大腸癌、肺癌、乳癌、心臟病、腎臟病、腦中風等，因此，腸相的好壞，可說是得知健康狀態的重要依據。

腸相的好壞以何為決定呢?主要是食物。每天吃同樣食物的恩愛夫妻，腸相也會很相似。而，腸相的吉凶與肉食有關，愛吃肉的人易有不好的腸相。

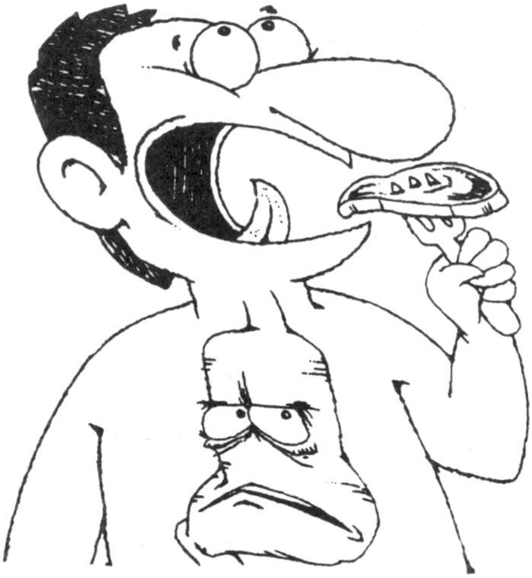

攝取過多肉食，易有不好的「腸相」。

新谷教授也指出，以前的日本人，腸相好的人很多，但是隨著肉的消費量增加，腸相不好的人愈來愈多，最近，食肉過多，對日本人的健康有著極大的壞影響，而這也是飲食會造成疾病說法的依據之一。

不過，這並非要人們全都不要吃肉。而是希望大家避免不用腦筋去吃及吃的過多。

5 太胖、太瘦都不利健康的理由

飲食和健康的關係——任誰都會馬上想到肥胖的問題。一過四十歲，便開始注意腰圍的人應很多吧。被稱為「飽食時代」的現代，肥胖問題總是最令人關心。在美國，甚至有「胖子和抽煙者，不可當醫生」的主張。

談論肥胖害處的文章處處可見，但思及其對健康的惡劣影響，我認為一而再地指出也無妨。舉一例來說，脂肪細胞增加一公斤時，為養那脂肪細胞，毛血管會擴大好幾公里。而，為把血液送到擴大的血管前端，心臟便被迫大力鼓動，這無異是很勉强的「工作」。

自古以來就有「相撲選手易早死」的說法，事實上，能活到六十歲的橫綱經驗者（相撲最高階層），到目前為止只有四人，其原因不外是體重過重增加心臟負荷及損害內臟。

根據美國首都壽險公司的調查得知，四十到四十五歲，體重超過標準體重二十公斤的人，比符合平均體重的人，死亡率高出百分之五十。

以外科醫生的立場來說，肥胖乃是健康的大敵。例如：肥胖的人，因盲腸炎、膽結石死亡的比率很高，原因之一是，肥胖造成疾病診斷的延誤。瘦的人，只要用觸診，把手放在肚上就可簡單地摸到膽囊和盲腸，而摸肥胖的人就像在摸棉被一般。以手術來說，也必需先切除厚厚的脂肪層才能縫合，實在很麻煩，且縫合處較難看，比起簡單就能動完手術的瘦子來說，其危險率自然較高。

不過，瘦的人也不可太安心。檢驗過瘦者的血液，常發現其維他命A和紅蘿蔔素的水準太低，在此狀態下，血液中的膽固醇值低，雖可減少得心臟病的危險性，但是，卻易罹患癌症。

所謂的健康體重，常是以標準體重爲依據，不過，比標準體重多百分之五到十更剛好。過胖或過瘦，多是飲食生活有偏差而引起的。用腦筋吃，體重自然會保持在標準體重，或多個百分之五到十。隨年齡增長，稍微變胖乃是自然之事，而且寧可說這樣較健康，更益長壽哩！

6 何以需用腦筋吃東西？

在家裡，我們隨時會備些食物放在電冰箱裡。到超市，更是可買到各式各樣吃的東西。「飢餓」這個名詞，已成死語，而且現在的人們視此種狀態爲當然耳。可是，對從前的人來說，飢餓乃是當然的。

能隨心吃喜歡吃的東西，乃是「異常」。

一天能有三餐吃，說起來，也不過是近一百年來的事。不過，也不是天天都有得吃，近代就時有大饑荒餓死人的情形發生。

人在與飢餓交戰生活時，身體的結構也會以防備飢餓爲基本。例如：眼前有食物時，由於不知下頓有否著落，腦的食慾中樞電腦便會發揮功能，叫主人儘量吃。

聽說，現在仍有部分的愛斯基摩人，在捕獲獵物後就大啖一頓，之後的一個禮拜或十天，就靠喝水過活。

問題是，此種身體結構，至今仍發揮著功能。約數千年，不，是數萬年之間，腦的電腦已被輸入預防飢餓的程式。此三、四十年間的飲食環境雖急速改變，卻無

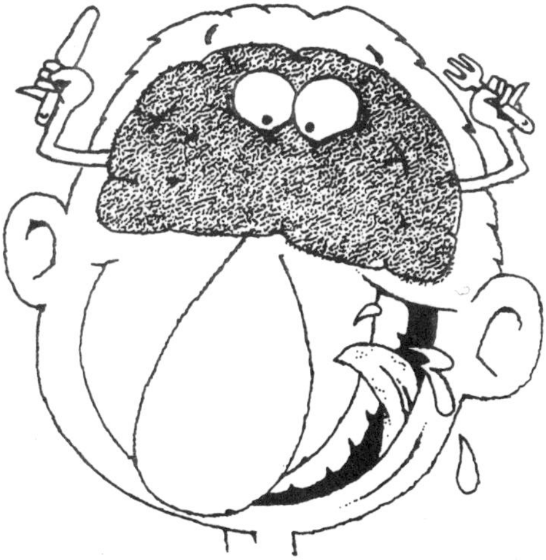

不用腦筋來「吃」，只會失去健康。

法馬上修正此程式。因此，人即使已攝取足夠的營養，但眼前若擺有食物，仍會想吃它。結果就壞了健康。

總之，依本能性的食慾吃東西，在現今良好的飲食環境中，只會失去健康。幸虧，人具有高度的智慧，可巧妙地控制本能。

也就是，「用腦筋吃」，就可充分防止吃得過多之害。

7 高蛋白、低卡路里乃「智慧飲食」的基本

到了某一年紀，有些人認爲「吃清淡點較好」，而不攝取魚、肉等動物性的蛋白質。其中不乏想吃，卻勉强忍受不吃的人。不過年紀大的人，並非就不需要蛋白質。爲維持生命，蛋白質仍是必要的，若蛋白質攝取不足，就會加快老化。

蛋白質是由胺基酸所形成。胺基酸有二十種，全都是製造蛋白質的原料。由食物被攝入體內的蛋白質被分解爲胺基酸後，被人體的各部分利用。變成原料的胺基酸，依種類和結合的方式，製造出構成人體各部分的蛋白質，分別擔任不同的機能。

植物，可自行合成一切所需的胺基酸，自給自足，人和動物，卻無法合成部分的胺基酸。無法在體內合成身體所必要的胺基酸，因而必需靠飲食來補給，否則難以維持生命。此種胺基酸，我們稱爲「必需胺基酸」。以人來說，大人的必需胺基酸有八種，嬰孩則爲九種。

這些胺基酸的關係，就像樸克牌一般。五十二張的樸克牌缺了一張，就不能玩

了。二十種的胺基酸，若少了一種，就無法使人體的機能完全發揮功能。健康當然就難以保持了。而且二十種的必要量皆不同，必需保持平衡才行。

要保持胺基酸的平衡，就必需擅於攝取蛋白質。爲何要「擅於」呢？因爲，儘管某種食物含豐富的蛋白質，若只吃此一種類的食物，吃的再多，也不能保持胺基酸的平衡。

尤其是，必需胺基酸得依飲食補足，所以，把含有豐富的必需胺基酸的食物全都攝取，才能有效的補給蛋白質。

由此意義來看，自認吃很多肉已攝取足夠蛋白質的人，實有必要變更飲食方法。

特別是工作力旺盛的中年人，偏嗜吃肉，只會導致身體不健康，請時時注意每天的飲食生活吧。

8 有效攝取蛋白質的要領

人體的百分之六十是水，剩下的百分之四十中的百分之八十是蛋白質。看此數字，就可知道蛋白質的重要性。

而所謂的「智慧飲食」，即在於强調蛋白質的重要性，但是，只要是含有蛋白質的食物，就可大量攝取嗎？答案是「否」。因爲，食物的蛋白質，有良質蛋白質和劣質蛋白質之分。

簡單地說，蛋白質的好壞，全憑必需胺基酸的量和平衡來決定。必需胺基酸種類多，量也多的蛋白質，就可說是良質蛋白質，而顯示蛋白質優劣的級數，稱爲「蛋白價」。

依高低順序排列，蛋白價最高的是蛋白和蜆，兩者都是一百分。亦即，它們含有豐富的九種必需胺基酸。此外，蛋白價特高的魚有：秋刀魚九十八分，沙丁魚九十一分。

被視爲含有豐富蛋白質的食品代表——肉類，豬肉和雞肉的級數是九十分，牛肉和火腿則只有八十分。又植物性蛋白質方面，米最高，是七十分，麵粉則爲五十分。

由此可知，魚的蛋白質比肉高。尤其是，豬、牛等肉類，在消化的過程中，會釋出致癌物質膽汁酸，同時也是使前述「腸相」不良的元凶，所以絕對不要攝取過多。牢記此點，擅於選擇蛋白質，可說是「智慧飲食」最重要的事了。

從營養學的角度來看，以魚和米爲主食的日本和食，實是非常棒的餐食。

9 「智慧飲食」和「粗食」的不同處

既然飽食和美食有損健康，有些人乾脆採取粗食。亦即，他們認爲只要不吃奢侈、好吃的食物，就可保有健康。

的確，美食的相反是粗食，但是美食不好，粗食就一定好的膚淺想法，我實在難以苟同。就如同美食有問題一般，粗食也有問題。

動物性蛋白質的多寡，可說是區分美食和粗食的一個標準。魚、肉等的動物性蛋白質，相當美味，特別素食料理另當別論，沒有肉、魚的餐食應沒有吧。戰前的粗食時代裡，一般的家庭很少有肉吃，只要有肉就可稱得上是豐盛佳肴了。即使是現在，一提到豐盛的佳肴，也讓人馬上聯想到烤肉、牛排、燉牛肉等肉類料理。

不攝取「美食之源」——動物性蛋白質，只吃粗食結果會如何呢？

例如：從前的禪宗和尚修行時，完全不吃肉和魚，只吃素食。並且，不抽煙、不喝酒，每天過著有規律的生活，你們一定會認爲，他們很健康且很長壽吧！實則不然。儘管被允許吃無精卵蛋，儘管侍奉的是佛，完全不攝取動物性蛋白質的和尚，想活的長久，以生物學來說，是不可能的事。看看京都禪宗和尚的墓就可知道，死於三、四十歲的人很多。

蛋白質不足，絕難維持健康的。造成禪宗和尚的英年早逝、戰前人的平均壽命，不超過五十歲的原因，可說是蛋白質之攝取不足。而在戰前即吃豐富肉類的冰島人，平均壽命高達七十歲。

戰後，人的平均壽命能不斷提高，與能儘情吃到以往無法吃到的肉類，攝取了充分的蛋白質，有絕對的關連。

我反對粗食的理由是，低蛋白質的飲食很難做到「既健康且長壽」的地步。當然，避免高卡路里的飲食更是必要。然而低卡路里飲食的同時，也要攝取必要量的蛋白質。高蛋白、低卡路里，乃「智慧飲食」的基本。

10 攝取蛋白質方法的差異，會造成精力上的差異

我認爲，攝取蛋白質的方法，是「智慧飲食」的重點之一。爲了讓各位更理解，再來談談蛋白質。各位應知道：蛋白質有動物性蛋白質、植物性蛋白質兩種。米也含有蛋白質，從前的人，以吃很多米食去彌補動物性蛋白質攝取之不足。照道理來說，若沒攝取動物性蛋白質，或可從植物性食品攝取蛋白質，補給必要的蛋白質量，但，這終究不是有效的攝取方法。

例如：有人說，蛋白質的差異，決定了美國南北戰爭的勝負。因爲，幾乎都是農家出身的南軍士兵，裝備差，且在戰爭中，僅攝取玉米、糖蜜等植物性蛋白質。相對的，擁有近代兵器和頻繁間諜活動的北軍，攜帶了大量的蛋、香腸、肉等到戰場，充分地攝取了動物性蛋白質。

戰爭托的愈長，士兵營養狀態的差異愈反映在戰鬥上。南軍逐漸失去戰力，終於輸給力氣充沛的北軍。又，第二次世界大戰時的美、日兩軍，同樣是在於糧食的差異。

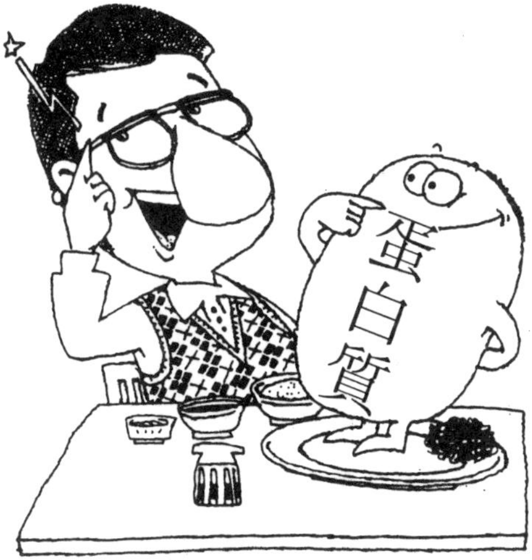

蛋白質是「智慧飲食」的重點

以老鼠為實驗發現，只吃玉米的老鼠，比吃雜食的老鼠短命。因為，只吃玉米，會造成賴氨酸（此為必需胺基酸）的不足。但，若加添賴氨酸的話，只吃玉米的老鼠就可和吃雜食的老鼠，活得一樣長。

當然，這並不意味著，要各位攝取很多的動物性蛋白質。正如我前面所說，食肉過多乃是造成身體不健康之源。而巧妙地搭配動物性和植物性的蛋白質才是重點。

又，南北戰爭的例子告訴了我們，不要偏愛於某些種類的食物，從多種類的食品攝取蛋白質是很重要的。

11 不吃肉會使精力不足的說法是騙人的

前些日子，我搭了一輛司機年齡頗大的計程車，一路上，司機埋怨地說：「醫生說我太胖，不可吃肉，可是，不吃肉，哪來的力氣呢……」

不僅是這位司機，我們當中，認爲不吃肉會沒元氣、沒精力的人不少。因爲有「今天工作好忙，累死了。去吃頓肉吧。」想法的人很多，烤肉和牛排店的生意才會如此興隆吧！

因此，我提及「不要吃肉比較好」時，總有人擔心地問：「這樣不就會沒有力氣？」爲了這些人，我特別在此指出，吃肉會產生力氣的說法，實是一種錯覺。

例如，早在一九四九年，日本的古橋廣之進選手，在洛杉磯舉行的全美游泳大賽中，獲得四百公尺、八百公尺、一千五百公尺自由式的冠軍，且樹立了世界新記錄。被稱爲「富士山飛魚」的古橋選手，備受世界矚目，也因而使得戰敗的日本國民，重新擁有勇氣和希望。

古橋選手都吃些什麼呢?生於戰後三餐不繼時代的古橋選手，根本無法攝取充分的營養。平時都是以芋頭爲主的粗食，很難得吃到肉。動物性食物方面，最多只是小魚的古橋選手，據我推察一天的飲食約只有一千卡路里的程度。

按，以現今的營養所需量來說，二十歲層的女性爲兩仟卡路里，古橋選手的飲食可說相當「貧乏」。

僅是粗食的古橋選手，竟打敗了多肉食、體格魁梧的歐美選手。由此事看來，不吃肉就沒力氣的說法，不攻自破。且此種想法，在歐美的運動選手間，已成爲常識。

總之，吃肉會產生充沛精力的說法，在營養學上毫無根據可言。牛肉一百公克中所含的蛋白質量爲十九・二公克，紅魚爲十九・三公克，白魚爲十八・一公克，差異極小。又，如前所述，肉類的「蛋白價」（決定蛋白質的好壞）並非最高。並且，肉含有很多致癌的飽和脂肪酸，若吃得過多，對健康絕無好處。不吃過多的肉，是用腦筋吃的「智慧飲食」之重點。

12 防止吃得過多前，先減少脂肪

走在商業區的街上，處處可見張貼於外的商業午餐菜單，列有炸天婦羅、炸蝦等炸類食物。又，自助餐的菜餚中，也必有炸類的。外食機會多的人，說他們每天都會接觸到炸類的東西，並不爲過。

油炸的食物，讓人有吃的滿足感。因此，才常常在商業午餐和市售便當中出現，但是每天攝取含多量油的炸類食物，絕對對健康不利。

「高蛋白，低卡路里」，是求健康且長壽的「智慧飲食」之一大重點。我想各位應都知道蛋白質的重要性了吧，在此，我想談談「低卡路里」，在現在的飲食環境裡，只要一吃得過多，就會出現卡路里過多的問題。

前面我曾提過，人們一聽到美食，就會聯想到肉，而脂肪多，同時也是美食的要素之一。例如：高級肉的代表牛肉，何以讓人感到好吃呢？就因爲瘦肉中，存有細細的脂肪。那份美味正是脂肪味。

應該有很多人知道，一公克的脂肪有九卡路里，比起碳水化合物和蛋白質的四卡路里，算是相當高的。因此，用很多油去料理，或吃脂肪多的食物，便會攝取過多的卡路里，而導致「成人病的溫床」——肥胖。

關於油和脂肪，正如後章將敘述的，攝取過多會引起種種健康方面的問題，不過，就防止攝取過多卡路里之點來看，抑止脂肪的攝取乃是最佳方法。亦即，「低卡路里飲食」可換說爲「低脂肪食」。

總之，應避免以油炸東西和脂肪多的肉來裹腹，只要稍留意吃法和烹飪工夫，就能抑制脂肪的攝取。例如：去除吸了很多油的天婦羅外衣，只吃裡面。或，利用煎的方法，去除雞肉皮、肥豬肉的脂肪也是方法之一。

學會「吃的智慧」也是「智慧飲食」的重要關鍵之一。

13 魚比肉好的理由

常溫時的豬肉和牛肉，脂肪呈白色且凝固的狀態。油炸後，鍋內會有白色的脂。相對的，烤魚時雖會滋滋的流出脂來，卻看不到凝固的白色脂肪。把各個的脂肪抽出，就可清楚其差異。豬肉和牛肉的脂肪（豬油和牛油），在常溫時是呈白色且凝固的，魚脂和植物油則呈液體狀。

而在常溫呈固體的脂肪，稱爲「飽和脂肪酸」，呈液體的脂肪則稱爲「不飽和脂肪酸」，在健康方面首先成爲問題的是，四腳動物的肉所含的皆是飽和脂肪酸。而著手於低脂肪飲食時，首要減少的就是飽和脂肪酸。

爲什麼要少吃飽和脂肪酸呢？一方面是，膽固醇高，易造成動脈硬化，另一理由則是，易促進老化。

牛等四腳動物的體溫，比人的高二．五度到三度，此種動物的脂肪進入人體內，不易溶化，而呈黏稠狀態，阻礙了毛血管中血液的流通。毛血管一旦流通不良，氧氣等就無法運送到身體的各組織，致使新陳代謝變差，而使得人與「血管一起老化」。有人認為，肉食很多的西方人皮膚，比東方人的皮膚提早老化的原因就在此了。

總之，攝取過多飽和脂肪酸，會因動脈硬化，引起高血壓、心臟病等疾病，使年紀尚輕的人，失去了性命。又，飽和脂肪酸，幾乎不含營養素。對身體全是負面作用的飽和脂肪酸，毫無正面作用可言。

關於此點，不飽和脂肪酸方面，尚有亞油酸、亞麻酸、花生四烯酸等好油，它們進入體內不會像飽和脂肪酸般的「作惡多端」。以前，不吃蔬菜只吃肉的愛斯基摩人，很少人得心臟病，頗令科學家百思不解。肉食的高脂肪會提高心臟病的機率，在當時已是周知的學說。之後，知道了愛斯基摩人吃的是生魚等海上生物的脂肪，也就是不飽和脂肪酸?不飽和脂肪酸的價值才廣受矚目。

因此，從脂肪的種類來說，選擇魚比選擇肉理想。「肉一：魚三」的比例是最理想的了。

14 同樣是魚，白魚不如青魚

各位應有所聞，和食在美國漸漸流行起來，且人們最喜歡去的地方之一是鮨吧。不多久前很多美國人還視生吃魚的日本人是「野蠻人」哩，人變得可真快啊！這可能與美國人改變對營養，亦即對食物的想法有關。

一提到美國人，就會令人聯想到牛排。的確，曾經有一陣子，美國人爲減肥，曾流行每餐吃高蛋白頗高的牛排。但是，到了一九八〇年代，攝取此種肉的害處已被指出，而被視爲健康食物的魚，至此備受青睞。甚至連美國政府也積極呼籲國民多攝取魚類。

然而，正當美國人認定魚的價值時，一向是魚食民族的海島住民，反而愈來愈「遠離魚」了，實在令人遺憾。

總之，讓人擁有健康且長壽的飲食中，魚是絕不可或缺的。而且「青魚」，如：鰻魚、秋刀魚、青花魚等，比價昂的高級白肉魚好。魚肉，尤其是顏色深的部分，含有豐富的維他命A、B群、D群和鐵分等，又，含有減少血液中膽固醇、安

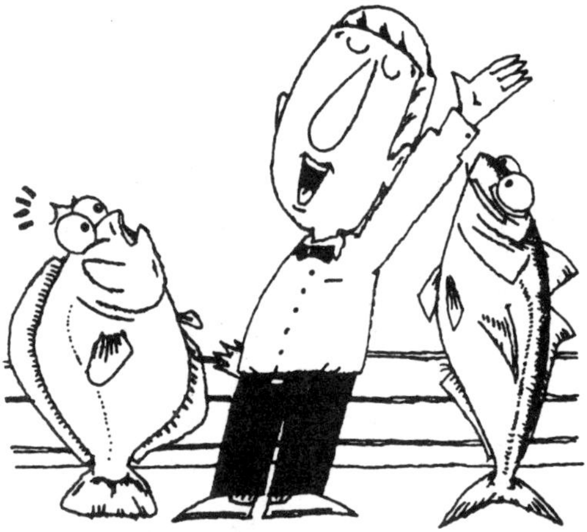

青魚的維他命、鐵質，比白肉魚豐富。

定血壓、提高肝臟機能的牛膽素。然而魚背上顏色較深的部分，因腥味較濃，常被人棄而不食。這就全端賴於調理的方法了。

自古以來，人們都是整尾地吃掉小魚，且非常考究調理魚的方法。

像這樣能夠運用智慧，攝取營養值高的部分，就可說是用腦筋吃的方法。

只是，魚所含有的不飽和脂肪酸，在鮮度不夠時，會改變爲危險的過氧化脂質，所以一定要選新鮮的魚吃。

15 經常吃油炸物，易促進老化

爲了健康，放棄動物性脂肪奶油，改用植物油奶油，及使用植物油製的沙拉醬的人日增，在健康走向逐漸提高下，植物油愈來愈受歡迎了。

照前所述，避免動物性脂肪（飽和脂肪酸），多食植物油（不飽和脂肪酸），是相當好的事。但是，若以爲食用植物油就無健康上的憂慮，恐會陷入想不到的陷阱。

可能是不飽和脂肪酸，雖有降低體內膽固醇的大優點，但其反面，一旦氧化就會變成有害的過氧化脂質。

過氧化脂質之所以可怕在於：若被腸吸收進入體內，會傷及細胞膜，也會傷及血管膜，倘若體內存有致癌物質，罹患癌症的危險性就會變得相當高。又，細胞受損，會使身體老化。

事實上，測定體內有多少過氧化脂質，是得知身體老化程度的測量儀。此過氧化脂質，和金屬所生的鏽一般，隨著身體老化日益增加，因此，持續吃已變爲過氧化脂質的植物油，只會更促進老化。

所以，防止與空氣接觸，注意不要氧化，是保持植物油的方法，問題是，植物油一旦加熱，馬上就會氧化。因此，令人擔心的，就是油炸類的東西。尤其是，吃那些使用好幾次的油炸出的東西，就如同故意吃過氧化脂質一般，只會加速促進老化。由此意義來說，午餐也應極力避免吃油炸物。

而可防止過氧化脂質之害的，就是硒（Se）、魚類、小麥胚芽、大蒜、玉米、肝類、碑酒酵母等，都含有很多的硒。硒的特徵是，有效的吸收飲食裡的維他命A和C，又，若連維他命E一起吸收，其功能更加活潑。因此，若攝取過多的植物油，平時，有必要多攝取硒和維他命E。

被稱爲「返老還童」的維他命E，在植物油裡，原本含量很多。只要攝取植物油就會攝取到維他命E，理應不會引起過氧化脂質之害才是。然而現在市售的植物油，在精製階段時，多去除了此維他命E。若攝取很多植物油，要注意攝取維他命E和硒，同時，避免食用長時間暴露於空氣中的油炸東西。

16 透過牙齒得知，肉和蔬菜的最適當平衡攝取法

常言道：「吃肉，也必需吃菜」。自古以來，以肉食爲主的歐洲人，一定和蔬菜一起食用。此種經驗上的智慧，最近，已被證實是合乎科學性的。舉一例來說：前面已說過，肉在消化過程中，會釋出一種致癌物質，而蔬菜的纖維則有吸收致癌物質，排出體外的作用。

光復後，由於攝取過多的肉類，使得一向很少罹患腸病的人，得大腸憩室病和大腸癌逐漸增加，原因之一是：過於偏向肉類，很少攝取蔬菜。

那麼，預防攝取過多的肉，應吃多少的蔬菜呢？又，平衡的飲食，內容又是如何呢？老實說有一簡單可知的方法。那就是——牙齒。人的牙齒上下共有三十二顆。其構成是：門齒八顆、犬齒四顆、臼齒二十顆，形成「二比一比五」的比例，而牙齒的比例正也表示飲食的比例。

例如：牛、馬、象等草食動物，門齒和臼齒非常發達，犬齒則幾乎退化。相對的，狼、獅子等肉食動物，犬齒異常發達，臼齒則漸退化。各動物的牙齒，爲適應

飲食生活而有不同形狀，人也一樣，端看牙齒，就可知道原本所需的食物了。

由牙齒的角色和食物種類的關係來看，門齒主要是用來切斷生菜和水果的牙齒，犬齒則像錐子一樣，可把肉撕開，臼齒則是可把穀物和纖維多的煮熟蔬菜磨碎的牙齒。

依牙齒的比例，知道所必要的食物種類和量的比例爲：「生菜：肉：穀物加蔬菜」是「二比一比五」。也就是，以百分之十五的動物性食物，和百分之八十五的蔬菜等植物性食物來搭配。

此「二比一比五」的公式，乃前東海大學教授，已故川島四郎博士所提倡，先前所介紹的新谷先生，在美國以此方式進行飲食指導，成果頗豐。腸子長有疣，腸相不好的人，以「二比一比五」的方式飲食，不僅改變爲好腸相，且恢復健康。

只要記得「生菜：肉：穀類加蔬菜」的公式是「二比一比五」，外食時就可簡單知道該吃些什麼了。

17 纖維不足會導致腦筋變差

有人說，拿破崙之所以會慘遭滑鐵盧，失去寶座的原因是：過於講究美食和食物纖維的不足。以「只睡三小時」聞名的拿破崙，一般人都以爲他體力十足，相當健康。的確，年輕的他確實如此，但，當他手握權力時，健康已遠他而去。

連同廚師帶到戰場的拿破崙，鎮日吃著奢侈的飲食，然而此種飲食反而害了他。以肉、魚爲主，奶油、鮮乳爲輔的料理，易因食物纖維不足，導致便秘，而這使得原就有痔疾的拿破崙，更加惡化，連馬都無法騎。

痛得無法入眠的拿破崙，因睡眠不足和吃止痛的麻藥，意識終日不清，遂在重要的狀況時，判斷錯誤。如果他吃很多蔬菜和穀類，攝取充分的食物纖維，就不會爲痔疾所惱，而慘遭敗北，也將重新改寫世界史。

以前，食物纖維被視爲沒有營養的東西，近來，則以「第六營養素」，大受重視。食物纖維最大的效用，莫過於預防便秘了。

當我們攝取過多好消化的食物，如肉、魚，便量會變少，腸功能會變差，極易造成便秘，而食物纖維，可增加便量，刺激腸壁，使腸的運動活潑化，發揮預防便秘的效果。

或許，有些人對便秘不以爲意。但便秘是絕不可輕忽的。它不僅會使痔疾惡化，更會影響全身。尤其是，存有加工食品含致癌物質問題的現代，體內的不良物質和廢棄物，會因便秘，長時間停留腸內。而接觸腸壁的時間若過長，危險就會大增。

特別是年紀大的人，腸功能較遲鈍易引起便秘，要時時注意通便。而食物纖維，不僅可幫助排便，也能將大腸的老廢物排出體外，發揮去除大腸癌溫床的功能。

便秘，不僅使人不快，更會使有些人腦筋混沌，當然，身體不適，也難有清晰的頭腦。爲不招致人生的敗北，多攝取食物纖維是相當重要的。順暢的排便，乃是健康的證明。

18 下點功夫多吃蔬菜

前不久，報上曾刊載日本厚生省所發表的多纖維食物表，看過的人應不少吧。根據報導，食品類最多的是乾柿，接著依序是：洋菜、羊栖菜、裙帶菜、大麥麵包；外食餐單中，則以魯白菜最多。

以日本人的飲食爲例，原本是富纖維的，然而卻年年退減。一九五一年，日本人一日平均攝取二二・七七公克的食物纖維，到一九八五年，則已減爲十七・三七公克。由此可知，日本人的飲食生活已大大的改變，可是，我在前面已說過，纖維不足的飲食對身體不好。以成年男子一天需二十～三十五公克纖維來看，就可知纖維的攝取有多不足了。

除預防便秘，纖維也可使胰島素分泌正常化，對預防肥胖、糖尿病、大腸癌等成人病有效。

不過，也不能每天光吃乾柿來獲得纖維，還是得每天吃纖維多的穀物和蔬菜，尤其是牛蒡、紅蘿蔔、蘿蔔等根菜類，或吃南瓜、芋頭等纖維多的食物。

但同樣的穀物，精製的，因纖維被去除而含量較少。所以，糙米是纖維食品，白米是低纖維食品。又，肉類是無纖維食品，完全沒有含食物纖維。

纖維多的蔬菜，不能生吃。平時，用來做沙拉生吃的蔬菜，纖維意外地少。例如：白米含有百分之二・四的纖維，萵苣是百分之一，胡瓜則爲百分之〇・四。而且，各位都知道，一大堆的萵苣，煮熟後的量變成很少，所以，用火煮過或燙過蔬菜後再攝取，較有效率。

含纖維多的食物，沒有咀嚼無法吞食，而在咀嚼當中，唾液會分泌很多，幫助胃的功能。又，沒有消化的纖維可給與胃滿足感，抑制吃得過多。

前面介紹的「二比一比五」飲食內容公式中，最多的「五」，指的就是穀物和煮熟的蔬菜。一般的營養素，攝取過多會有害，但是纖維卻無此顧慮，吃多少皆可。

19 鈣質不足的人，老來就知痛

近來，骨質疏鬆症成爲年紀大的女性一大問題。簡單的說，骨質疏鬆症就是指骨頭變脆、變鬆，由於荷爾蒙的關係，女性患者居多，但男性也不能掉以輕心。年紀愈大，骨頭愈脆，尤其是七十歲以上的人，稍不小心，就易骨折。

預防骨頭老化的最重要方法，就是攝取鈣質，而含有很多鈣質的食品代表，就是牛奶。牛奶，不僅含有豐富的鈣質，也含有豐富的蛋白質和維他命等營養物，所以，一天最好能喝三百公克牛奶。

可是，對健康好的牛奶，對人來說，卻不見得是「健康食品」。因爲，有很多的人，體內分解牛乳中乳糖的酵素不足。此被稱爲乳糖不耐症，而約有七成的成人，有此乳糖不耐症。

這些人一喝牛奶，肚子就會咕嚕咕嚕響，嚴重時會引起下痢和腹痛。本是爲身體好而喝的牛奶，若因而引起下痢，別說吸收營養了，反會失去營養。

又，對牛奶的蛋白質過敏的人也不少。這些人喝牛奶，很易得大腸炎。此外，牛奶的卡路里很高、飽和脂肪酸很多，膽固醇也很多，因此，有的人若喝的過多，會導致肥胖和動脈硬化。

基於此，視牛奶對身體好的「常識」，並不是百分之百通用的。不僅是牛奶，肉也一樣，以往被認爲「對身體好」的東西，需仔細想想，真的對自己的身體有益嗎？這就是所謂的用腦筋來吃。盲目地相信「常識」、傳說，反而損害健康，在我看來，皆因没用腦吃東西之故。

說到鈣質，大部分的人，鈣質的攝取較不足。因此之故，常被鼓勵喝牛奶，但是含有豐富鈣的食品，不僅是牛奶而已。

例如：小魚、羊栖菜、綠黃蔬菜等，都含有豐富的鈣質，體質不適合喝牛奶者，應注意攝取這些含有鈣質的食品。由於鈣質易攝取不足，所以年輕時得小心攝取，如此，可防止老化，過著健康且長壽的一生。

20 不要拘泥於膽固醇的迷信

很多人步入中年後，對膽固醇很敏感。膽固醇不可攝取過多一事，常被强調，市面上也售有很多「低膽固醇」的食品。然而它也有重要的功能。

例如：說它和「血壓一樣」，各位應較易瞭解。血壓過高就成高血壓症，過低也有問題，如果血壓變零，就表示心臟停止跳動了。

膽固醇和此相同，攝取過多，留在血管裡，成爲動脈硬化的原因；完全不攝取的話，就難以維持生命。

理由是，腦和神經含有很多的膽固醇，它是製造荷爾蒙、膽汁、細胞膜的原料。因此，若膽固醇不足，血管壁的細胞就會變弱，中年以後，易引起常見的骨質疏鬆症和腦中風。而且因此原因，變成「臥病在床」的情形不少。

現今，集衆人矚目的是，有益的高密度脂蛋白（ＨＤＬ）。某些特定的家系，ＨＤＬ的平均值顯著地高，有長壽症候群出現。這些家系的人都相當長壽。

膽固醇是一種脂質，不溶於水，與蛋白質結合存於血液內，而，ＨＤＬ是指由血管帶回肝臟的膽固醇而言。相反的，不斷積留在血管內差勁的低密度脂蛋白，是引起動脈硬化的原因。HDL增加的話，血管內會很潔淨，細胞膜不會變弱，也不會「卧病在床」，可健康且長壽的活著。

或許你們會說？只要增加HDL就好啦？但，遺憾的是，沒有可積極增加HDL的方法。無法靠吃就可取得的HDL，在適度的運動、適當的飲食下，卻能有效的增加。又，酒也能增加HDL，當然，這是指遵守適量而言。

另外，攝取很多蔬菜等纖維質以降低膽固醇，減少攝取導致動脈硬化原因的動物性脂質，都是必需的。

膽固醇值過高的人，只要稍在飲食生活下點工夫即可，不必太過緊張。依科學技術廳所發表的資料顯示，膽固醇值稍高一點反而較好。東京都的小金井市是東京都一帶，男女平均壽命最高的地域，而其膽固醇值就超過了全國平均值。總之，四十年齡層的人，應找醫生測測膽固醇值。

21 鹽，真的不好嗎？

這真是個難題。希臘哲學家柏拉圖曾說：「有一種對健康有利，神都喜歡的物質。」他所說的物質，指的是什麼呢？

答案是鹽。在現今的社會，減鹽，減鹽，一再地被高呼著，鹽被視爲有害健康之大敵般。但是，對人來說，鹽是維持身體、維持健康不可或缺之物，鹽若攝取不足，人的細胞會失去活力、神經系統也會因之異常而全身沒有氣力。

以往，鹽屬貴重品，不只是柏拉圖，包括全世界各地，都視鹽爲維持生命不可缺乏的神聖東西。

鹽在現今之所以被視爲壞東西，是因爲現代人太易得手，以致攝鹽過多。鹽在化學上的名稱是氯化鈉，若攝取過多的鈉，會引起種種害處。最大的弊害，就是血壓上升。血液中的鈉量增加的話，細胞內的水會因浸透壓的關係，排出血管中，結果，導致血液量增加、血管內壓上升。因此，長年攝取過多的鹽，會變成高血壓，進而易引起腦中風、心臟病等疾病。

相對的，愛斯基摩人和南美的印第安人中，因不易獲得鹽，完全沒有攝取鹽的人很多。如此，他們還能維持生命乃因自然的食物中含有鹽分，據推測，他們每天攝取的鹽分量，約在四公克的程度。

特別是愛斯基摩人，因以低鹽、生魚爲主要飲食，所以甚少有高血壓和腦中風的病例出現。但是，「文明化」的愛斯基摩人，則因攝取肉類和鹽分的分量增加，有高血壓者也隨之增加。

那麼，究竟要攝取多少鹽才好呢？日本厚生省於一九七九年發表「一天十公克以下爲目標」以來，十公克就變成一個標準，但是實際上，要壓抑至十公克以下，是非常困難的。例如，患有高血壓和胃腸病的人，被嚴禁攝取過多的鹽分。而在我的醫院裡，當然也針對這些患者，推出減鹽食物，可是，這些鹽分只有七公克的食物，卻遭患者抗議「太難吃」。尤其是和食，沒有某種程度鹽分的話，即爲沒有味道的飲食。

諸如此般的，味和量如何配合，正是攝取鹽分法的困難所在，「好吃與否和鹽分多寡有關」的說法，一點也沒錯。如何攝取此種「神也喜愛的物質」？恐得花點腦筋去研究研究才行。

22 和食是「智慧飲食」的原點

在此，我把「智慧飲食」的重點做一整理，而下列三點我認爲是最重要的。

①不吃過多的四腳動物的肉，尤其是其油脂。

②多攝取含有必需胺基酸、好的蛋白質。

③充分攝取食物纖維（蔬菜）。

老實說，能滿足此三點的飲食，正是日本的和食。由於江户時代的日本人，被禁食肉，因此，現今的和食，較不使用牛、豬等四腳動物的肉。取而代之，成爲和食主菜的是，含有豐富必需胺基酸的魚。至於，植物性蛋白質方面，和食的素材本就多用「蛋白價」高的食物

和食的特徵之一，除主食爲米飯外，煮的、燙的，或味噌湯的材料，多爲蔬菜。此外，羊栖菜、海帶等海藻類也常被使用。

吃和食，可攝取種種含多食物纖維的食物。其在量上也符合「二比一比五」的公式，所以，營養相當均衡。

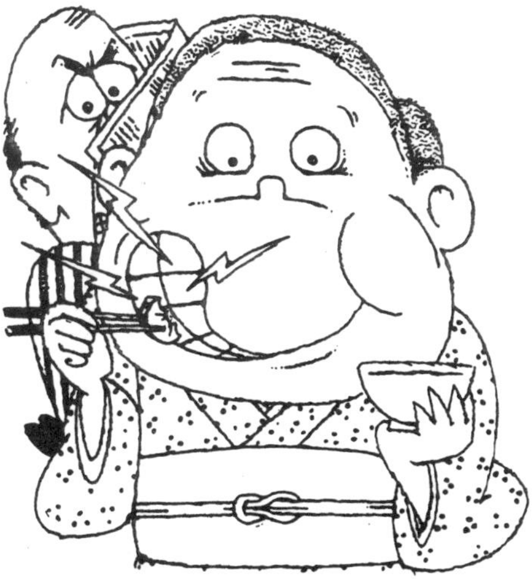

和食是日本人調理出的健康飲食

再加上材料多被以烤、煮、蒸的方法料理，比起用很多奶油和油的西餐，卡路里低很多。

由各方面來看，和食可說是日本人用智慧調理出的「健康飲食」。正如前面所說，美國現在很流行和食，其原因不外乎：和食是「健康食」且「很好吃」。

但是，愈來愈少人吃和食，取而代之的多是速食品，實令人遺憾。爲實踐「智慧飲食」，應重新考慮吃和食。

23 和食的唯一缺點——

從各方面來看，和食確實是很好的健康飲食，然而和食就是所謂的「智慧飲食」嗎?答案是「否」。因爲和食也有缺點。

請看左表。此爲和食和西餐的典型早餐菜單的營養比較。由表可知，西餐所含的維他命較多，但是營養素會因使用的材料不同而有所變動，所以，在營養方面，和食和西餐基本上是無法判別優劣的。

和食的卡路里比西餐低很多，和食的鹽分斷然多出的兩點，可說是其特徵。與以肉爲中心，使用油多的西餐相比，不太使用油的和食較易壓抑卡路里。但是，關於鹽分方面，味噌、醬油、鹽漬物等，鹽分高較多的和食，易攝取超出必要的鹽分。

由此點來看，若能控制和食的缺點——鹽分過高，和食就更接近「智慧飲食」了。外食時，若也能積極選用低卡路里，營養均衡的和食，對健康相當有助益。

和食	
菜單	材料（分量）
飯	飯（160g）
豆腐 味噌湯	味噌（12g） 豆腐（40g） 蔥（10g） ・高湯
乾秋刀魚	乾秋刀魚（70g） 蘿蔔（50g） 胡蔥（1g） ・醬油
煮蘿蔔	蘿蔔（10g） 紅蘿蔔（15g） 黑輪（10g） ・沙拉油・鹽 ・醬油・高湯
米糠醃漬	小黃瓜（20g） 紅蘿蔔（10g）

西餐	
菜單	材料（分量）
麵包	土司麵包（兩片） 奶油（8g） 草莓果醬（14g）
奶茶	牛奶（100c.c.） 紅茶（1g） 砂糖（6g）
荷包蛋	蛋（兩只） 牛奶（15c.c.） ・奶油 ・鹽 ・胡椒
蘆筍	綠蘆筍（30g） ・沙拉油 ・鹽 ・胡椒
柳丁	柳丁（80g）

和食和西餐的比較

和食	營養素		西餐
27.8	蛋白質	（g）	25.1
10.4	脂　質	（g）	34.4
77.0	糖　質	（g）	73.6
184.2	鈣	（mg）	243.0
4.2	鐵	（mg）	3.4
1,063.5	維他命 A	（IU）	1,524.1
0.2	維他命 B_1	（mg）	0.3
0.1	維他命 B_2	（mg）	0.8
15.9	維他命 C	（mg）	38.4
6.0	鹽　分	（g）	2.8
533.4	熱　量	（Kcal）	709.5

24 不好吃的飲食，稱不上是「智慧飲食」──

我力行「智慧飲食」，也就是，用腦筋來飲食。我每天能精神抖擻地工作，得到他人「看起來很年輕」的恭維話，全拜飲食之賜。

然而，我用我的經驗，說明用腦筋吃東西的效用時，有不少人卻認爲「智慧飲食好麻煩」、「犧牲吃的享受，活的再久也了無意思」，這實在是個大誤解。

一提到健康飲食，一般人多有需忍受難吃東西的觀念，不論什麼事情，需要忍受的話，自不會引人興趣。可是，我所說的「智慧飲食」，卻沒有要各位忍受之意。例如，對身體很好的糙米，營養的確比白米好。

但是，我卻沒有推薦各位吃糙米。我也曾嚐試著吃糙米，可是，它總是無法讓我認定是好吃的東西。

我的口號是：每天快樂地、精神抖擻的生活者。能保有健康且快樂地活著，所謂「快樂地活著」，當然，也包括了享受飲食。

因此，我絶沒有勉强各位吃不好吃的東西之意。例如：白米加一湯匙的米糠，

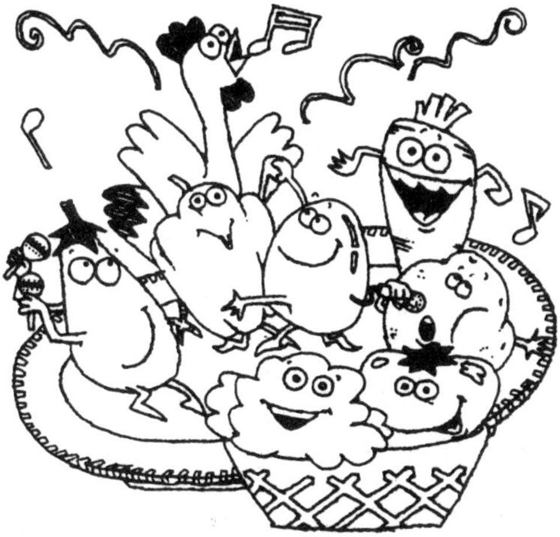

好吃的飲食，才能獲得健康。

就能得到和吃糙米同樣的效果，所以不必忍受吃糙米。如此這般地，把對身體好的東西，變得更好吃，就是用腦筋去吃所得的智慧。

換言之，不好吃的飲食，稱不上是「智慧飲食」。自己身體所必要的營養，可藉由種種方法攝取，從中選擇合乎自己的好方法即可。

享受每天的飲食，製造健康的身體——可說是使身心都健康的秘訣。

25 酒也是「智慧飲食」的幫手——

喝酒，乃是人生中的一大樂趣。每晚，我都會小酌一番。被稱爲百藥之王的酒，除對消除壓力、失眠等有效果外，最近，也被發現有增加「有益」膽固醇量（HDL）的作用。

不過，飲酒過量是會引起種種危害的。又，一公克的酒精約含七卡路里，且沒有營養分，所以，就營養來說，它絕不是理想的東西。

我曾在前面說過，儘管營養再好的東西，若很難吃也沒必要勉強去吃，相反的，在營養方面成問題的酒，若自己喜歡也不必勉强戒掉。既能享受喝酒之樂，又能以其他食物彌補其營養上的負面，保有健康，正是我所謂的用腦筋來吃之意。

飲酒過量，不但有損肝臟，對腦也有不良的影響。例如：人腦細胞，出生時約有一百五十億個，至長大成人後，一天約會死掉十萬個，數目日益銳減。

一天十萬個，給人數字極爲龐大的感覺，可是，十年少五億到六億個腦細胞對正常人來說，還不是需太擔心的數字。但是，喝得爛醉時，腦細胞死的數目一口氣會增加十倍，由此可知，飲酒過量確實不好。

不怕因酒縮短性命，加速癡呆的人另當別論，若想活得既健康且長壽，不要沾酒較聰明。而，喜歡喝兩杯的人，應用自己的腦筋來控制酒量。

一般說來，四分之一瓶到半瓶的量，是適量的程度。至於我，所遵守的量是：一天一瓶酒（兩百四十公克）、兩杯雙人份的威士忌。

說真話，我很想多喝點，但因這樣的量可讓我覺得舒服，且也不影響到肝臟，所以還是決定維持此量。

不僅限於酒，即連蛋糕等甜食，也不必忍受不吃，只要用腦筋來控制量即可——吃得快樂的飲食，才稱得上是「智慧飲食」。

26 只消三個月，就可自然知道何種食物有益身體——

因病被醫生指示需注意飲食的人另當別論，多數的人都認爲：爲健康而注意每天的飲食，是件挺麻煩的事。尤其是工作繁忙的男性，更會對一一去計算是否攝取過多卡路里和動物性脂肪一事怯步。

以我來說，要我每餐都一一計算卡路里等，也是難以辦到，當然，對營養和食物具有某種程度的知識是必要的。我曾對此餐飯有多少卡路里？蛋白質如何？營養的均衡如何等，都一一「用功」去計算。

如此過了三個月，只要一看到菜，就能知其卡路里，自然地能分辨出是否對自已身體有益的食物了。

如此一來，我外食時，挑選菜單中哪道菜較好，端出的菜中，該吃什麼，該留下什麼的「智慧」，自然地發揮著作用。

我平時會注意早餐和午餐的卡路里，晚餐就不介意了。雖有人說，晚飯簡單地吃較好，但是對工作了一天的人來說，吃頓豐富的晚餐，再加上幾杯美酒，乃是每天最大的享受。只是，要懂得「智慧飲食」，所以也不必吃得太多。至於其他方面，晚餐後最少三小時，儘可能地五小時內，不要睡覺。睡時胃裡裝滿著食物，對胃不好。

其他需注意的是：一天得攝取三十種以上的食品，以「二比一比五」的比例，攝取蔬菜、水果、動物性食品和穀物等，不用奶油，避免吃油量多的油炸類，為防止攝取過多的鹽使用無鹽醬油等。只要注意這些事，當然也不必太神經質，自然就能壓抑卡路里，保持營養的均衡了。

醫生雖能治好你的病，卻無法為你管理健康。想永保健康，永遠精神抖擻，除動腦筋有「智慧」的管理自己外，別無他法。

這絕非麻煩之事，只要把有益食物和無益食物輸入腦中即可。選擇有益的食物吃，會讓你發現新的「美味」哩！

27 如何把「智慧飲食」變得更完美的飲食？

在此我要聲明一件事。一旦實踐「智慧飲食」，是否就完全不用擔心健康？答案是「非」也。原因之一是，我們生存的環境很不利於健康。除空氣的污染問題外，現今的社會也極易造成壓力的累積。

因處於此種時代，所以注意飲食尤爲重要，不過，你若有抽煙、喝酒的習慣，或過著睡眠不足、不規律的生活，就難有健康且長壽的期望了。

再以食物來說，我們所攝取的，大多數都過分地被加工處理過。例如，對身體有益的植物油，一經精製處理，重要的維他命E就已流失，即使是蔬菜，在促成栽培下，所含的營養量也減少很多。

因此，想健康活百歲的人，不能僅仰賴食物，尚得攝取維他命、礦物質等補助食品。很久以前，美國人就已意識到，難以靠食物充分攝取到人體所必要的必需營養素，所以，在美國售有多種的補助食品。

補助食品指的是，含有各種維他命的綜合維他命，人體所必要的微量元素，如：鉛、鈣、鎂、鐵等錠劑而言。

因此，在注意「智慧飲食」之餘，也應用補助食品來彌補難以充分攝取到的營養素，如：各種維他命、鉛、鈣、鐵等。只是，補助食品僅是飲食生活的補助而已，若是想靠補助食品來獲得必需營養素，危險矣。

對人而言，哪種營養素是真正必要的，老實說，迄今尚有些不明之處。例如：曾得諾貝爾物理獎的柏林博士，因主張攝取大量的維他命C，可治癌症，重獲健康，而備受矚目，但是此種說法最近已被證明沒啥根據可言。諸如此般的，還有很多營養學上的研究，未獲解明。

至於補助食品，尚待日後的研究，若能製出完全的補助食品，也許健康的活到百歲就能美夢成真了。

28 提高「智慧飲食」效果的七個生活習慣

我一直强調健康的關鍵，和生病的關鍵全在於飲食，當然，不管多麼用腦筋於吃上，若生活習慣亂七八糟，也了無意義。

美國的白勒斯和艾斯頓兩位醫生，於一九八〇年提倡「健康習慣（Health Habits）」，也就是，以健康爲目的的生活習慣。此健康習慣計有七項，分別如下：

①不抽煙。
②從事有規則的運動。
③不喝酒，或不酗酒。
④有規則的睡七～八小時。
⑤維持適當的體重。
⑥吃早飯。
⑦不吃零食。

他們倆人，自一九六五年起，針對此七項和死亡率的關係進行調查。他們把此七項目予以分數化，即自己所實施的項目給一分，沒有實施的項目給零分。

結果，滿分（七分）群的死亡率最低。男性的此種傾向尤其強烈，得七分的男性死亡率，是得零到三分的男性的百分之二十八。又，不管年齡和年代，此七項目和死亡率的關係是共通的。

你得幾分呢？如果是得七分，日後就需注意「智慧飲食」了，零到三分的人，在實行「智慧飲食」的同時，也得重新檢討每天的生活習慣，使自己更接近「健康習慣」。

此七項「健康習慣」，並不是新項目，全是製造健康的基本。不過，終日爲工作所逼的公司職員，似乎很難得到滿分。但別死心，就從今天開始力行實踐吧。

我以前也抽煙，但顧及身體就戒掉了。酒也是絕對不喝超過已定的量，過著接近滿分的生活。少喝一杯酒，早一小時回去睡覺。只要稍留意每天的生活習慣，儘量讓其規則化，就能更提高「智慧飲食」的效果。

29 實行「智慧飲食」，應從四十歲起

很多年過四十的中年人，開始慢跑，且對「○○健康法」顯示出高度的關心。這與對自己的體力和健康漸感不安有關，而正如前面所說，真正對健康最重要的，莫過於重新檢討飲食了。

那麼，什麼時候開始實行「智慧飲食」才好呢？當然是愈早愈好。不過，我認爲三十五歲以後才實行「智慧飲食」較理想。三十五歲前的人，只要是健康的，任誰都活力十足吧！稍微「亂來」，也不會對健康有很大的壞影響。所以，對於飲食，不必太神經質，也不必過分介意。

當然，我所指的是在「常識的範圍」內而言，而每天吃泡麵，完全不吃 蔬菜等「非常識」範圍，則不包括在內。現在，頗令人吃驚的是，小學生中也有患成人病——膽固醇高的例子出現。

三十五歲以後的人，一般說來，大多還充滿活力，對健康自信滿滿，但爲顧及將來的健康，我想，從四十歲左右開始實行「智慧飲食」較好。當然，這僅是一個

標準而已，從四十五歲、五十歲開始，也具有同樣效果。只要有心，隨時可以開始「智慧飲食」。只是，一有此意，就要儘早付諸實行。

用腦筋吃的「智慧飲食」，目的不外是爲了健康。但，「智慧飲食」不僅是使你過著精神抖擻的生活，其真正的意義，乃是讓你自然學會維護自己健康的智慧。

食物吃入體內後會變成營養，經消化、吸收，人才得以維持自己的生命。而攝入體內的營養素，有四十多種被送到體內的各細胞來維持生命。因此，攝入營養價高的食物，可爲每一個細胞提供更好的環境。

每一個細胞是否有好環境，也就等於有否健康。因此，當此環境的水準下降、變差，身體就會出現不適，不久就會生病。

欲保持細胞呈理想狀態，吃些什麼?以及如何吃?乃是重要的重點。

爲此，實行「智慧飲食」時，需注意下述事項：

①儘量變化食品，吃各式各樣的東西。

②儘量避免鹽分多的加工食品。

③以補助食品適量補充維他命、礦物質。

④培養判斷食品好壞的智慧。

實行「智慧飲食」，選擇有益身體的食物來吃，不久，就可自然知道，對自己身體最好又最好吃的食物了。從此意義來說，「智慧飲食」或能成爲自己最棒的「美食」。「智慧飲食」，可讓你具有維護健康的智慧。

那麼，究竟要吃什麼才好呢?到目前爲止，我尚未詳述過，接著，我將以具體的菜單，向各位介紹。

此菜單，是針對醫院的住院患者，無內臟等病，已進入恢復期，能吃普通食的人而設計的。其一天的卡路里爲兩千，食鹽等也控制在十至十二公克的程度，我想，它可做爲實踐「智慧飲食」者的參考。

第二章　這就是智慧飲食

可口好吃的「健康菜單」

・健康菜單的說明・

此菜單是針對無內臟相關疾病的人，也就是能吃普通食的人設計的。每天實踐「智慧飲食」者，也可照樣利用此菜單。

⊙分量　全都是一人份

⊙・表調味料　◆表藥味。藥味可依嗜好酌加。

⊙一百六十公克的飯，約為較大的碗一碗。

⊙麵類是指乾麵的重量。

菜單旁的「健康且長壽的生活學」，是過著更健康日常生活的智慧集。

實踐重點①以魚和雞肉來攝取動物性蛋白質最好

動物性蛋白質的攝取方法，是「智慧飲食」所考量的重點之一。動物性蛋白質攝取不足的戰前人們，真個是「人生僅五十年」，壽命都非常短，然而攝取過多肉類的現代人們，得成人病的機率相當高。

特別是，豬、牛等四腳動物多含有的飽和脂肪酸，是造成人體膽固醇高的原因，知道此點的人應很多吧。永保身體健康的秘訣是，少吃四腳動物的肉，多從魚和雞肉攝取充分的動物性蛋白質。

茲舉一例，就是此菜單。午飯雞肉、晚飯鱈魚的搭配，可約得二十公克的動物性蛋白質。而且兩者都是低脂肪的素材，以防止攝取過多卡路里的意義來說，實爲「智慧飲食」的理想材料。

脂肪低，被視爲減肥者理想食品的雞肉，其皮部分卻含有很多脂肪（膽固醇），一般的醫院在使用時，幾乎都去掉皮。膽固醇多的蛋黃、魷魚、魚卵等，皆是血清膽固醇值高的人，應避免的食物。

菜單	材　料（分量）	熱　量（Kcal）	蛋白質（g）	脂質（g）	鹽分（g）
麵　包	土司（兩片） 奶　油（8g） 草莓果醬（14g）	384	9.3	10.8	1.6
牛　乳	牛乳（180c.c.）	124	5.8	7.2	0.0
桃　子果　汁	濃縮桃子果汁（30c.c.）	48	0.1	0.0	0.0
荷包蛋	蛋（50g） ・沙拉油 ・鹽・胡椒	81	6.2	5.6	0.5
炒菜豆	菜豆（30g） ・沙拉油 ・鹽・胡椒	24	6.9	2.0	0.3
柳　丁	柳丁（80g）	30	0.7	0.1	0.0
計		709	29.0	28.2	2.4

〈早餐做法的重點〉

荷包蛋　①把蛋打入碗內。②平底鍋燒熱後倒入油，再倒入蛋。③加蓋，以中火煎至蛋黃半熟程度，再洒上鹽、胡椒。

炒菜豆　①汆燙已去絲的菜豆，再用大火快炒，加鹽、胡椒。

★蔬菜也可和營養價高的蛋，一起放入平底鍋內炒，以彌補蔬菜的攝取不足。

★蛋是蛋白價一百分的好蛋白質。實踐高蛋白、低卡路里「智慧飲食」者，應一天吃一個蛋。

健康且長壽的生活學

「快食、快眠、快便」，乃健康管理的三大要素。

〈午餐做法的重點〉

咖哩雞麵 ①雞肉切塊，加高湯煮。接著，放入切成薄片的紅蘿蔔、洋蔥。②加入去種切絲的紅辣椒、醬油、砂糖、咖哩粉。再倒入用水溶好的太白粉勾芡，用鹽調味。③把已煮好的烏龍麵放入②內，最後再放進切成片狀的魚板、蔥末及菠菜。

蕃薯芝麻糊 ①蕃薯切成一口大小，放入鍋內炸。待表面變色後，以弱火炸到熟爲止。②把調味料全放入另一鍋內，用弱火慢煮。③待②起細泡沫後，放入黑芝麻，再把①倒入，快速攪拌。

蕪菁柚香漬 ①把切成薄片的蕪菁，用鹽浸軟。②汆燙蕪菁葉，瀝乾，切成三～四公分長。③把醋、醬油、柚子汁的混合液倒入②內。盛入舖有柚皮的器皿內。

★蕃薯是含有豐富食物纖維、維他命C，營養價極高的食品，應積極地吃。但是很多人對它敬而遠之，其實，這全端賴於調理方法。

［上班時，儘量爬樓梯，不搭電梯。］

菜單	材　料 （分量）	熱　量 (Kcal)	蛋白質 (g)	脂質 (g)	鹽分 (g)
咖哩雞麵	乾烏龍麵　(80g) 雞胸肉　(40g) 洋蔥　(40g) 紅蘿蔔　(20g) 魚板　(15g) 菠菜　(25g) • 醬油 • 砂糖 • 咖哩粉 • 鹽 • 高湯 • 太白粉 • 紅辣椒 ◆ 蔥　(5g)	411	21.7	2.8	4.5
芝　麻 蕃薯糊	蕃薯　(70g) • 沙拉油 • 砂糖 • 醬油 • 黑芝麻	145	1.1	3.4	0.5
蕪　菁 柚香漬	蕪菁　(60g) 蕪菁葉　(25g) • 鹽・醋 • 醬油 • 柚子 • 柚子皮	18	1.2	0.1	1.0
計		574	24.0	6.3	6.0

〈晚飯做法的重點〉

清蒸豆腐鱈魚　①鱈魚剖成兩半，洒上鹽、酒。②豆腐用熱水燙過，以布包住去除水分。銀杏去殼燙熟，備用。③紅蘿蔔切絲，倒入油鍋炒，再加入木耳、菜豆、豆腐，以大火快炒。④調味料倒入高湯，略煮，加蛋，最後再加銀杏。⑤倒掉已剖開的鱈魚汁氣，在内側輕輕塗上一層太白粉，倒④於上，合起兩半鱈魚，蒸。⑥蒸熟後，再加上③。

蓮藕蕃薯酥　①蓮藕去皮切片泡醋水後，用水洗淨瀝乾。蕃薯炸過，瀝油，切成一口大小。②蓮藕放入油鍋，加切絲的辣椒炒，熟後，再放入炸蕃薯。③以甜辣醬、酒、醬油調味，最後再放入去子、切塊的青椒拌炒。

★清蒸豆腐鱈魚這道菜，因一切兩半的鱈魚中夾有配料，所以看起來很有份量。此道菜的卡路里很低，因爲鱈魚是白肉魚中，脂肪少、卡路里低的魚。材料中有豆腐和蛋，可充分攝取到蛋白質，而且也能攝取到蔬菜的維他命，可說是營養相當均衡的一級料理。

健康且長壽的生活學

「除吃易食的軟食外，也應多咀嚼硬物。」

菜單	材　料（分量）	熱　量（Kcal）	蛋白質（g）	脂質（g）	鹽分（g）
飯	飯（190g）	285	5.4	1.0	0.0
裙帶味噌湯	味噌（12g） 裙帶菜（10g） 蔥（10g） ・高湯	27	2.6	0.8	1.3
清蒸豆腐鱈魚	鱈魚（70g） ・酒　・鹽 豆腐（40g） 紅蘿蔔（7g） 菜豆（2g） 木耳（少許） 銀杏（3g） ・沙拉油 ・甜辣醬 ・淡味醬油 蛋（10g） ・醬油・甜辣醬・鹽・高湯・太白粉	150	15.9	6.0	1.4
煮蓮藕蕃薯酥	蓮藕（40g） 炸蕃薯（30g） 青椒（7g） ・甜辣醬・沙拉油・紅辣椒・酒・醬油	122	4.9	4.4	1.3
燉紅白蘿蔔	蘿蔔（70g） 紅蘿蔔（10g） ・鹽・醋・砂糖・酒	35	0.7	0.1	1.0
計		619	29.5	12.3	5.0
一天的總計		1,902	82.5	46.8	13.4

實踐重點② 能攝取很多蔬菜的和食智慧——涼拌菜

和食有各式各樣的涼拌菜（以醋、醬油拌的菜）。它們在餐桌上扮演了極重要的角色，不僅予人季節感，且予人極富變化的口味，是和食中不可或缺的菜餚。涼拌菜，可說是日本人在吃的方面，以智慧衍生出的傑作之一。

涼拌菜的優點很多，如：它可讓人們輕易地吃種種的蔬菜。涼拌菜常使用好幾種蔬菜爲材料，把各式各樣的蔬菜放在一盤中，實是非常棒的傑作。

爲了健康，一天當中，我們必需攝取三十樣食品，可是，一天要吃三十樣食品，有其實際上的困難。而涼拌菜可以讓我們一下子吃很多種的蔬菜，如此，也易吃到三十樣的食品了。

與生菜沙拉相比，涼拌菜所用的蔬菜更富變化。而且其做法相當簡單，只消兩、三杯醋予以攪拌即可。口味富變化的涼拌菜，每天吃也不覺得膩——是其優點。每天在餐桌上擺上一道涼拌菜，就可讓你充分攝取蔬菜了。

菜單	材料（分量）	熱量（Kcal）	蛋白質（g）	脂質（g）	鹽分（g）
麵包	吐司（2片） 奶油（8g） 果醬（14g）	384	9.3	10.8	1.6
檸檬茶	紅茶（2g） 砂糖（6g） 檸檬（6g）	25	0.4	0.1	0.0
乳果	加糖的乳果（130g）	109	5.2	1.2	0.0
火腿沙拉	火腿（18g） 萵苣（15g） 小黃瓜（10g） 玉米（5g） 蛋（半個） 沙拉醬（5g）	125	6.6	9.5	0.7
蘋果	蘋果（80g）	40	0.2	0.1	0.0
計		662	21.6	21.7	2.3

〈早餐做法的重點〉

火腿沙拉　①火腿和小黃瓜切片，萵苣洗淨。蛋煮熟去殼、切片。②把粉紅色的火腿、綠色的小黃瓜，黃色的玉米和蛋，分置於舖有萵苣的盤中。

★鈣質是中年以後需充分攝取的營養素，而含有豐富鈣質的食品，莫過於乳製品了。一公升的牛奶，即含有一毫克的鈣質。

★在早餐裡常推薦喝牛奶，吃乳果等乳製品，對牛奶等不適的人，可以小魚等來攝取鈣質。

〈午餐做法的重點〉

醃漬雞肝　①雞肝用水洗二十～三十分鐘，去除污血。②拿掉雞肝上的白脂肪，切成適當大小。③加鹽、醋與水，煮沸後用小火煮至雞肝熟爲止。④把辣味醬、肉桂、粒狀胡椒放入鍋內煮沸。煮好的雞肝一旦冷卻，味道就不易滲入，宜趁熱放入辣味醬內醃漬，冷卻後放入冰箱兩、三天，味道更棒。

涼拌千草　①蔬菜切絲，蛋切成綿絲狀。②將調味料攪拌成日式調味醬。③把①的蔬菜和綿絲狀的蛋混裝於盤中，倒上調味醬攪拌，最後再洒上白芝麻。

★鐵分和鈣質同爲國人易攝取不足的營養素。正如「鐵是肝」的常識一般，以肝來補充鐵分是最有效的。以辣味醬醃雞肝，可去除其特有的臭味，使對肝敬而遠之的人，也易入口。

★醃漬雞肝的辣味醬，不要倒掉，可用做肉丸的調味料。若再加些番茄醬，略煮一番，更是風味絶佳的調味醬。像如此般地在「更好吃」上下工夫，乃實踐「智慧飲食」的重點之一。

〔養成一個禮拜健行二十公里以上，可預防心肌梗塞。〕

菜單	材料（分量）	熱量（Kcal）	蛋白質（g）	脂質（g）	鹽分（g）
麥飯	飯（160g） 强化麥片（12g）	283	5.5	1.1	0.0
豆腐和裙帶菜的味噌湯	味噌（12g） 豆腐（40g） 裙帶菜（5g） ・高湯	49	4.4	2.2	1.3
肉丸	馬鈴薯（70g） 絞肉（30g） 洋蔥（30g） {・沙拉油・鹽 ・胡椒 {・麵粉　・蛋 ・麵包粉 ・沙拉油 青椒（20g） ・沙拉油・鹽 ・胡椒 番茄（20g） ・番茄醬 ・辣味醬	410	10.4	26.1	1.9
涼拌千草	蘿蔔（20g） 小黄瓜（20g） 紅蘿蔔（10g） 芹菜（5g） 蛋（20g） ・沙拉油 ・醬油 ・醋・料酒 ・白芝麻	55	3.4	2.8	0.5
醃漬雞肝	雞肝（25g） ・（辣味醬） ・肉桂 ・粒狀胡椒 ・鹽　・醋	28	4.7	0.8	0.3
計		825	28.4	33.0	4.0

〈晚餐做法的重點〉

蔬菜濃湯　①洋蔥、火腿切成角狀，先炒火腿，再炒洋蔥。②倒麵粉於①內，注意不要炒焦，再加肉湯和牛奶。以大火煮沸。③關小火，加入切成角狀的紅蘿蔔、馬鈴薯、蕪菁，煮到軟爲止。④加玉米，以鹽、胡椒調味，再倒入牛奶和鮮奶。最後再加綠碗豆就熄火。

涼拌玉蕈　①玉蕈去蒂，加酒、鹽，用錫泊紙包住，蒸七～八分鐘。②把醋、砂糖、醬油、鹽，混合攪拌均勻，倒在盛有撕碎的玉蕈和蘿蔔泥的盤中。

★菇類没有卡路里，是防止攝取卡路里過多的最佳材料。以錫泊紙包住玉蕈蒸，香味不會發散，才能享受其獨特的風味。節食的人，尤應活用種類豐富的菇類食品。

健康且長壽的生活學

「記錄一天所吃的食物，就可瞭解營養是否均衡。」

菜單	材料（分量）	熱量 (Kcal)	蛋白質 (g)	脂質 (g)	鹽分 (g)
菜飯	飯 (190g) 蕪菁葉 (10g) ・鹽	287	5.6	1.0	0.1
蔬菜濃湯	培根 (10g) 洋蔥 (35g) 蕪菁 (20g) 紅蘿蔔 (15g) 馬鈴薯 (10g) 玉米 (10g) 綠碗豆 (5g) ・牛奶 ・鮮奶 ・肉湯 ・鹽 ・胡椒	160	4.8	10.0	1.0
烤鹹鮭魚	乾鹹鮭魚 (70g) 青椒 (8g)	119	14.7	5.9	3.0
涼拌玉蕈	玉蕈 (25g) ・酒・醬油 蘿蔔 (40g) ・醋 ・醬油 ・砂糖・鹽	14	1.4	0.1	0.7
計		580	26.5	17.0	4.8
一日的總計		2,087	76.5	71.7	11.1

實踐重點③需充分下工夫攝取的——鈣質

根據調查，最近的人因處於飽食時代，有嚴重的營養過多傾向，然而，也有好幾種營養素易攝取不足。產生營養的不均衡，應歸咎於不用腦筋吃東西吧。因此，在進食時，應注意充分攝取鈣質、鐵分等，易攝取不足的礦物質。

特別是鈣質，除對骨頭，牙齒發揮功能外，也對保持身體的鹼性，促進血液凝固作用，壓抑神經興奮、維持身體內部環境，發揮重要的功能。

成人一天所需的鈣質量爲〇．六公克。牛奶、小魚、大豆、蔬菜類等，都含有豐富的鈣質。除牛奶外，偏重肉食者，易於攝取過少上述之食物。這也是造成營養不均衡（卡路里雖充分攝取，但鈣質卻不足）的原因。

因此，在餐桌上，有必要經常讓含鈣質多的食品登場，自是不用多說。除牛奶外，用牛奶煮南瓜般的料理也很不錯。

另外，醃蘿蔔、蘿蔔葉，也是鈣質很多的食品。

菜單	材料（分量）	熱量（Kcal）	蛋白質（g）	脂質（g）	鹽分（g）
麵包	土司（兩片） 奶油（8g） 草莓果醬（14g）	384	9.3	10.8	1.6
紅茶	紅茶（2g） 砂糖（6g）	37	0.4	0.1	0.0
蘋果汁	濃縮蘋果汁（30c.c.）	47	0.0	0.0	0.0
花菜沙拉	花菜（50g） ・鹽 萵苣（15g） 火腿（18g） 荷蘭芹（2g） 調味醬（6g）	90	5.0	6.5	1.2
柿	甘柿（70g）	42	0.3	0.1	0.0
計		600	15.0	17.5	2.8

〈早餐做法的重點〉

花菜沙拉　①花菜切小朵，用鹽水汆燙。②把花菜、火腿、荷蘭芹盛在舖有萵苣的盤子，再淋上調味醬。

★一天攝取蔬菜的標準是三百公克，但其中，至少應攝取一百公克的綠黃色蔬菜。淡色蔬菜不足的營養素，有維他命A等。花菜乃淡色蔬菜之一，因此，早餐以淡色蔬菜為主時，應加點綠黃色蔬菜，或是午餐、晚餐時，充分攝取綠黃色蔬菜。

健康且長壽的生活學

「內衣應選透氣性良好的「棉質」穿著。」

〈午餐做法的重點〉

什錦壽司　①米加上攙酒的昆布汁煮炊。炊好後，移到桌上，加醋，作壽司飯。②乾香菇加調味料浸泡後，再和葫蘆乾煮沸。③蛋打散，加鹽、糖炒。④紅蘿蔔和蓮藕各加水煮沸。⑤烤海鰻切成一公分大小，豌豆氽燙後，浸於冷水中，斜切兩半。⑥把材料倒入壽司飯，快速攪拌，再淋醋薑汁。

牛奶煮南瓜　①南瓜去皮，切成方塊。②用稍大的鍋煮五分鐘，倒掉湯汁，加入牛奶、奶油、砂糖以中火煮，待南瓜軟後，再以弱火煮至沒有汁氣爲止。③盛於盤中，再洒上肉桂。

醃蘿蔔　①蘿蔔切絲，用鹽水浸軟。②蘿蔔葉氽燙，瀝乾。③用醋拌浸軟的蘿蔔和瀝乾水氣的蘿蔔葉。

★以牛奶煮南瓜時，會形成牛奶膜，請勿去除它。因爲此膜擔任了「紙」的角色。牛奶不僅營養高，且擔任了讓南瓜慢慢悶煮的工作。

★蘿蔔葉含有豐富的維他命C和鈣質，與菠菜、油菜同樣，是營養價極高的綠黃色蔬菜。這些蔬菜類，若煮的過久會破壞其營養，需注意此點。

「一感到身體不適，應即刻將自覺症狀備忘下來。」

菜單	材　料 （分量）	熱　量 (Kcal)	蛋白質 (g)	脂質 (g)	鹽分 (g)
什錦壽司	飯 （240g） ・酒・昆布汁 ・醋・砂糖 ・鹽 葫蘆乾 （2g） 香菇 （1.5g） ・醬油・砂糖 ・甜醬 烤海鰻 （30g） 蛋 （30g） ・砂糖・鹽 豌豆 （7g） 紅蘿蔔 （12g） 蓮藕 （12g） ・醋・醬油 ・鹽 ◆薑 （3g）	543	18.3	8.7	2.6
清　湯	魚板 （10g） 茗荷 （8g） 黃豆芽 （3g） ・醬油 ・鹽 ・高湯	14	2.2	0.1	1.4
牛奶煮南　瓜	南瓜 （70g） 牛奶 （35c.c.） ・奶油 ・砂糖・鹽	106	2.2	4.1	0.3
醃蘿蔔	蘿蔔 （50g） 蘿蔔葉 （5g） ・鹽・醋 ・醬油・甜醬	12	0.6	0.1	0.7
計		675	23.3	13.0	5.0

〈晚飯做法的重點〉

炸雞塊　①雞肉切開，稍抹鹽與胡椒。②在切開的雞肉中夾青紫蘇和切成棒狀的乳酪，沾裹衣炸酥。③把已煮好的馬鈴薯、切成末的荷蘭芹及半個番茄攪拌，加點檸檬汁在雞塊上，風味更佳。

茄子沙拉　①茄子去蒂，放入冒氣蒸籠中，以大火蒸十五分鐘，待涼。②茄子冷卻後，用手撕開。②洋蔥切末浸水，瀝乾水，加入由醋、沙拉油、鹽、檸檬汁所混合的調味醬。④將茄子盛在舖有萵苣的盤子裡，再洒上③。

★油炸物本身已加調味料，所以不必再沾調味料，僅淋些檸檬汁即可。唯需注意的是，油炸前所塗的鹽巴要少些，以免攝取過多的鹽分。又，炸油當然要用新的，不要反覆使用。

★荷蘭芹的味道很獨特，不喜歡吃的人很多，但像炸雞塊這道菜一般，將它切末與其他的蔬菜等攪拌，就易吃入。

「一天一個蘋果，乃保護肚子的自然「整腸劑」。」

菜單	材　料 (分量)	熱　量 (Kcal)	蛋白質 (g)	脂質 (g)	鹽分 (g)
飯	飯 (190g)	285	5.4	1.0	0.0
豆腐裙帶味噌湯	味噌 (12g) 豆腐 (40g) 裙帶菜 (5g) ・高湯	49	4.4	2.2	1.3
炸雞塊	雞胸肉 (80g) ・鹽・胡椒 乳酪 (15g) 青紫蘇 (少許) ・麵粉・蛋 ・麵包粉 ・沙拉油 馬鈴薯 (70g) ・鹽 荷蘭芹 (少許) 番茄 (20g) ◆檸檬 (12g)	404	26.2	21.2	1.6
茄子沙拉	茄子 (90g) 洋蔥 (10g) ・檸檬 ・醋・鹽 ・沙拉油 萵苣 (15g)	59	1.3	4.1	0.4
計		797	37.3	28.5	3.3
一天的總計		2,072	75.6	59.0	11.1

實踐重點④ 在魚類菜單上下工夫，可提高「智慧飲食」度

爲攝取動物性蛋白質，每天應該吃的食物是魚。一般家庭吃魚的方式，以生魚片、煎烤乾魚、切成片的魚爲多吧？但是，以經濟來考量，無法每天吃生魚片的人很多，況且每天吃煎烤魚也易於生厭。

乾魚和不新鮮的魚，易衍生魚脂肪變成危險的過氧化脂質的問題。在生鮮食品流通不良的時代裡，人們爲使在海裡捕獲的魚不腐爛的運到山中，便運用智慧，把魚先晒乾。然而，對於冷凍法和流通經路發達的現代來說，就不需常食用晒乾的食品了。

自古以來，嗜吃魚的人，研究出許多調理魚的方法，爲使魚做的更好吃，我們有知道的必要，在此介紹的晚餐菜單中的酒蒸鮭魚，就是在家裡可簡易做出的一道菜。當然，很多種類的魚都可如此應用。而只要再加些蔬菜一起蒸，它就變成營養均衡的一品料理了。尤其使用像鮭魚般，經常可買到的魚，稍加改變調理法就可做出多種味道的佳餚。

健康且長壽的生活學

［飲食應細嚼慢嚥。］

菜單	材　料（分量）	熱　量（Kcal）	蛋白質（g）	脂質（g）	鹽分（g）
麵　包	土司（八片各切成二片） 奶油 （6g） 草莓果醬（14g）	384	9.3	10.8	1.6
檸檬茶	紅茶 （2g） 糖 （6g） 檸檬 （6g）	25	0.4	0.1	0.0
牛　奶	牛奶 （120c.c.）	83	3.8	4.8	0.0
綜合沙拉	黃瓜 （20g） 紅蘿蔔 （20g） 芹菜 （10g） 萵苣 （10g） 乳酪 （15g） 玉米 （10g） 松果 （2g） 調味醬 （6g）	122	4.6	9.1	0.7
柳　丁	柳丁 （80g）	30	0.7	0.1	0.0
計		644	18.8	24.9	2.3

〈早餐做法的重點〉

綜合沙拉　①黃瓜、芹菜、乳酪切成一公分大小，紅蘿蔔切絲，汆燙後放涼。②器皿內舖上撕成易吃大小的萵苣，倒上加了玉米及調味醬的①，再洒上松果。

★玉米是含有豐富纖維的淡色蔬菜。家中應常備有玉米罐頭，當做蔬菜沙拉的蔬菜不夠時，或餐桌上的蔬菜缺乏時，就可派上用場，以彌補蔬菜的不足。

★萵苣乃含有豐富維他命A的西洋菜。在生菜沙拉裡加上此菜，更具風味。

〈午餐做法的重點〉

漢堡　①洋蔥切絲，入鍋炒至變色起出。②麵包浸在牛乳裡。③絞肉放在碗內，加鹽、胡椒、肉荳混合攪拌。④將放冷的洋蔥、撕碎的麵包、蛋加入③，用手攪拌至有黏性止。⑤將④揉成一糰放入平底鍋煎。最初用強火煎三十秒，再轉小火煎三分鐘，然後翻面。⑥汆燙切成長條的紅蘿蔔與碗豆。⑦利用煎肉糰的油，炒麵粉，用中火炒三十～四十秒後，加入肉湯煮。最後倒入番茄醬、辣椒醬、紅葡萄，然後淋在漢堡上。⑧附番茄在⑥上。

★漢堡似乎與「智慧飲食」所予人的印象搭不上線，但要點是在於做的方法。其中，應選用脂肪少的絞肉。又，不喜歡洋蔥的人，可以紅蘿蔔或其他的蔬菜代替。此外，爲避免攝取過多的脂肪，可以醬油代替肉湯。

[動作單純、運動適度，乃是理想的體操。]

菜單	材　料 （分量）	熱　量 （Kcal）	蛋白質 （g）	脂質 （g）	鹽分 （g）
麥　飯	飯　（160g） 强化麥　（12g）	283	5.5	1.1	0.0
豆　腐 味噌湯	味噌　（12g） 豆腐　（40g） 葱　（10g） ・高湯	53	4.5	2.2	1.3
漢　堡	絞肉　（80g） ・鹽・胡椒 ・肉蔻 洋葱　（20g） ・沙拉 蛋　（8g） 土司　（8g） 牛乳　（10g） ・沙拉油 碗豆　（10g） 紅蘿蔔　（20g） 番茄　（20g） ・麵粉 ・肉湯 ・番茄醬 ・辣椒醬	355	17.5	24.0	1.5
高麗菜和 蘋果沙拉	高麗菜　（70g） 蘋果　（30g） 葡萄乾　（3g） 荷蘭芹　（少許） ・鹽・沙拉油 ・醋・胡椒	79	1.2	4.1	0.8
計		770	28.7	31.4	3.6

〈晚飯做法的重點〉

酒蒸鮭魚　①把鮭魚輕塗鹽巴後，置入陶器內，倒入少量的酒。②將器皿放入蒸器內，先用强火蒸二～三分鐘，再用中火蒸六～八分鐘。③在蒸好的魚上，洒上柴魚、醬油、甜汁。④再舖上切絲的蘿蔔、紅辣椒、蔥，再附上胡蔥及檸檬。

白和　①甘藷、紅蘿蔔、蒟蒻切片。汆燙蒟蒻和碗豆。②用調味汁煮甘藷、紅蘿蔔、蒟蒻。煮開後熄火，暫置一會，使味道滲入。③豆腐汆燙後，用紗布去除水氣。④在碗內放入白芝麻，再加入豆腐、柴魚湯、及調味料，再將②的材料和碗豆倒入攪和即可。

★蒸與煮和燙相比，較不易使材料的營養流失，而且是一種將卡路里壓低的調理法。此種連器皿一起蒸的方法，可攝取到魚的所有營養。

★白和是日本的傳統菜餚之一。豆腐含有豐富的蛋白質，加上沒有使用油，所以卡路里相當的低。另外，由於使用多種蔬菜爲材料，因此可同時攝取多種的蔬菜。

「攝取水分時，比起喝水或茶，不如喝有營養的牛乳和蔬菜汁來的好。」

菜單	材　料（分量）	熱　量（Kcal）	蛋白質（g）	脂質（g）	鹽分（g）
飯	飯 （190g）	285	5.4	1.0	0.0
清　湯	香菇 （8g） 絲瓜 （3g） •白玉麩 •醤油•鹽 •高湯 ◆柚子皮 （少許）	8	1.6	0.0	1.1
酒蒸鮭魚	鮭魚 （70g） •酒•鹽 蘿蔔 （50g） 紅辣椒 （少許） ◆萬能蔥 （少許） ◆蔥 （7g） ◆檸檬 （12g） •醤油•甜汁 •高湯	151	15.8	6.1	1.4
白　和	甘藷 （30g） 蒟蒻 （20g） 紅蘿蔔 （15g） 豌豆 （5g） •砂糖•鹽 •醤油 豆腐 （40g） •白芝麻 •砂糖•鹽 •高湯 •低鹽醤油	116	3.8	3.7	1.1
計		560	26.6	10.8	3.6
一天的總　計		1,974	74.1	67.1	9.5

實踐重點⑤ 西式菜單也能衍生出日式菜肴的智慧

秋刀魚是秋天味覺的代表之一。剛烤好的秋刀魚，拌著蘿蔔泥吃，更具獨特風味，秋刀魚與蘿蔔泥的搭配係出自古時人們的經驗，但以現代營養學的觀點來看，也頗合乎道理。魚烤焦的部分，會釋放出一種致癌的安息香比林物質，而蘿蔔泥的成分中，正好具有解毒安息香比林的功能。

秋刀魚配蘿蔔泥——在日式飲食中存有種種的「飲食智慧」。現今多數家庭中的飲食，幾乎已西洋化了，然而，面對東方人所培育出的飲食智慧，我們實負有擅加利用，使其流傳下去的責任。畢竟，東方式飲食的智慧，是最適合東方人身體的東西。

晚飯中加上日式沙拉、佃煮，都是有所考量的。佃煮可讓我們吃到很多小魚，可補鈣質攝取之不足，可說是日式飲食的智慧之一。

主菜——馬鈴薯雜燴、炸雞雖是西式，但是加上佃煮般的日式菜肴，味道也不錯。這種搭配在家庭裡可簡易做到。

健康且長壽的生活學

「水是最好的「下劑」。」

菜單	材　料（分量）	熱　量（Kcal）	蛋白質（g）	脂質（g）	鹽分（g）
圓捲麵包	圓捲麵包（2個） 奶油（8g） 草莓果醬（14g）	349	8.0	11.2	1.3
蘋果果汁	濃縮蘋果果汁（30c.c.）	47	0.0	0.0	0.0
咖啡牛奶	牛乳（100c.c.） 即溶咖啡（1.6g）	69	3.5	4.0	0.0
乳酪	乳酪（10g）	34	2.3	2.6	0.3
蘿蔔和鴨兒芹沙拉	蘿蔔（60g） 鴨兒芹（5g） 調味醬（6g）	49	0.6	4.1	0.4
橘子	橘子（80g）	35	0.6	0.1	0.0
計		584	15.0	22.0	2.0

〈早餐做法的重點〉

蘿蔔和鴨兒芹沙拉　①蘿蔔切成粗絲，鴨兒芹切三～四公分寬。②用調味醬拌和①。

牛奶咖啡　①用一〇〇CC的熱水沖即溶咖啡。②用同量的溫牛奶混合在咖啡內。砂糖酌量。

★年紀大的人，不喜歡喝略有腥味牛奶的人特別多。這種人喝牛奶咖啡，就不會感覺到牛奶的腥味了。只是，咖啡的咖啡因具有使血壓上升、脈搏加快的作用，因此，中年以後的人，應注意不要喝的過多。

〈午餐做法的重點〉

鹽烤秋刀魚　①秋刀魚洗淨，瀝乾水分，輕塗鹽巴。②蘿蔔搗成泥，濾去水分，胡蔥切末。③加熱鐵網烤秋刀魚。④將烤好的魚置於盤中，附添蘿蔔泥和胡蔥末。

油菜拌芝麻　①汆燙油菜，冷後切成三公分長，瀝乾水分。②把炒好的黑芝麻磨成粉，加醬油、砂糖調味，倒入油菜拌和。

炒馬鈴薯　①馬鈴薯切約三毫克寬，用水洗淨後瀝乾。②紅蘿蔔切成同樣大小狀。③熱油鍋，將馬鈴薯、紅蘿蔔放入，用中火炒，然後加砂糖、鹽、醋、醬油調味。

★馬鈴薯除含有豐富的維他命B_1、B_2、C外，還含有豐富的鐵質和蛋白質。不過，若炒得過久，不僅維他命C等會遭破壞，味道也會變差。咬起來有脆脆的感覺最適宜，所以應快炒。加醋更可增味。

［患冷症的人，在辦公椅上置坐墊也是一法。］

菜單	材料（分量）	熱量（Kcal）	蛋白質（g）	脂質（g）	鹽分（g）
麥飯	飯（160g） 强化麥（12g）	283	5.5	1.1	0.0
鯊魚洋葱味噌湯	味噌（12g） 鯊魚（30g） 洋葱（15g） •高湯	75	5.2	4.1	1.3
鹽烤秋刀魚	秋刀魚（70g） •鹽 蘿蔔（50g） 胡蔥（少許） •醬油 ◆甜麵醬（3g）	179	15.0	11.4	1.4
油菜拌芝麻	油菜（60g） •黑芝麻 •醬油 •砂糖	48	2.6	2.3	0.5
炒馬鈴薯	馬鈴薯（50g） 紅蘿蔔（10g） •沙拉油 •砂糖 •鹽 •醋 •醬油	89	1.4	4.1	1.0
計		674	29.7	23.0	4.2

〈晚餐做法的重點〉

馬鈴薯雜燴 ①用水洗淨蛤仔肉。②將洋蔥、紅蘿蔔、火腿切成一公分方塊，馬鈴薯切成稍大的方角。火腿先汆燙去油。③熱油鍋，炒火腿，接著炒洋蔥至透明，再加入紅蘿蔔、鹽。④加肉湯、麵粉煮開。⑤加入甘藍菜、芹菜煮十分鐘，加入馬鈴薯煮軟後，洒入胡蔥。⑥再加入鹽、胡椒調味，最後倒入牛奶熄火。

炸雞 ①雞肉切成易吃的塊狀，浸入由醬油、鹽、胡椒、酒、薑汁混合的調味汁十五分鐘。②將蛋和太白粉混勻，以便沾雞塊。③把油加熱至一七〇～一八〇度，將沾好裹衣的肉塊放入炸。

日式沙拉 ①番茄洗淨切半。裙帶菜汆燙後放入冷水，切成易吃長度，瀝乾水分。②依番茄、白蘿蔔順序置入盤內，再淋上日式芹菜調味料。

★油的保管需注意。油瓶若不加蓋，很快會氧化，而產生有害的過氧化脂質。油瓶一旦打開，應儘早將瓶內的油用掉。

「喜歡吃辣的人，應以吃後會不會發汗為「禁止辣度」的標準。」

菜單	材　料 （分量）	熱　量 （Kcal）	蛋白質 （g）	脂質 （g）	鹽分 （g）
飯	飯（190g）	285	5.4	1.0	0.0
馬鈴薯雜燴	蛤仔肉（30g） 洋蔥（40g） 馬鈴薯（40g） 紅蘿蔔（15g） 培根（3g） ・沙拉油 ・麵粉 ・肉湯 ・甘藍・芹菜 ・鹽・胡椒 ・牛乳	137	6.6	5.0	0.9
炸　雞	雞胸肉（70g） ・醬油・鹽 ・胡椒・酒 ・薑・蛋 ・太白粉 ・沙拉油 ◆荷蘭芹（3g）	228	15.4	14.3	0.9
日式沙拉	番茄（60g） 裙帶菜（5g） 蘿蔔（10g） ・沙拉油・醋 ・低鹽醬油 ・鹽・芥菜	49	1.1	4.2	0.5
佃　煮	佃煮（6g）	14	1.7	0.1	0.5
計		713	30.2	24.6	2.8
一天的總　計		1,971	74.9	69.6	9.0

實踐重點⑥　主食之所以重要自有理由

有一陣子，很多人拒吃米，原因是怕胖。但是，吃米會胖這種說法，實無任何根據可言。倘若此種說法爲真，那麼，素有米食文化之稱的東南亞人，不都個個都是大胖子，相反的，歐美人則應個個是苗條人囉。

其實，問題在於，不論是米或麵粉，吃了過多才會導致發胖。在美國，米甚至被當成減肥食品，正如前面所說，由牙齒所算出的食物比率是「二、一、五」，因此，穀類是不可或缺的食物。

另外，在歐美，像馬拉松選手需要持久力的運動員，不吃肉似已成爲當然之事。比起肉，由穀類的糖質所攝取的熱能，對持久力更有效率。從這點來看，以米食爲中心的東方食，可說是一種相當棒的健康食。

穀類應儘量避免選擇經過精白處理的，而且應攝取多樣種類。早上麵包、中午麵類、晚上米，如此富變化的安排，就可攝取到多樣穀類了。另外，也可以做兩頓米食，其中一頓加入麥等的安排。

[每年需接受一次定期健康檢查。]

菜單	材　　料（分量）	熱　量（Kcal）	蛋白質（g）	脂質（g）	鹽分（g）
圓捲麵包	圓捲麵包（2個） 奶油（8g） 草莓果醬（14g）	349	8.0	11.2	1.3
紅　茶	紅茶（2g） 砂糖（6g）	23	0.4	0.1	0.0
牛　乳	牛乳（120c.c.）	83	3.8	4.8	0.0
豆腐沙拉	豆腐（60g） 番茄（20g） 小黃瓜（15g） 紅蘿蔔（15g） 玉米（10g） 萵苣（10g） •醋•醬油 •沙拉油 •洋蔥 •胡椒	79	4.6	4.3	0.5
香　蕉	香蕉（50g）	44	0.6	0.1	0.0
計		578	17.4	20.5	1.8

〈早餐做法的重點〉

豆腐沙拉　①將豆腐、番茄、小黃瓜、紅蘿蔔切丁，汆燙紅蘿蔔和豆腐。②洋蔥剁成泥，倒入醋、胡椒、沙拉油、醬油，製作調味醬。③加玉米於①內，再淋上②的調味醬。④萵苣洗淨，撕成一口大小，鋪在盤內，再盛③。

★水果類含有豐富的維他命C及食物纖物，可彌補蔬菜之攝取不足，一天應攝取一次。不過，由於水果類含有致胖的果糖，所以，每天所攝取的量不宜過多。

〈午餐做法的重點〉

京都式麵　①蛋煎好後，切成四～五毫米厚。②蘿蔔剁成泥，與香菇混合。③紅蘿蔔用模型印出花形，鴨兒芹切成兩公分長。魚板切成五毫米厚。④煮好的麵裝在②內，①和③散置上面，再淋上調味料。

蓮藕蕃薯酥　①蓮藕去皮切片約五毫米厚，泡醋水，汆燙過。②蕃薯去皮切片約五毫米厚，泡水。③把雞絞肉、切末的蔥、泡軟的乾香菇、薑和調味料置入碗內，拌至產生黏性爲止。④瀝乾蓮藕、蕃薯的水分，一片蓮藕、一片蕃薯，內沾太白粉，夾③約五毫米厚。⑤加熱炸油，炸好④即可盛盤，附上三杯醋。

桃子果凍　①明膠浸水，加牛奶、砂糖煮溶。②在未凝固前，加入白葡萄酒和杏仁精、生鮮奶攪拌，倒入模型放冷。③將桃和罐頭汁放入果汁機打勻，後加入檸檬、食紅，淋在②上。

★京都式麵的汁是屬於低鹽類型，味道很淡。故可加上很多材料，使其味道有變化。

「上班時，穿平底鞋較高跟鞋不易使腳疲勞。」

菜單	材　料 （分量）	熱　量 （Kcal）	蛋白質 （g）	脂質 （g）	鹽分 （g）
京都式麵	麵條（80g） 蛋（25g） ・砂糖・鹽 蘿蔔（50g） 香菇（10g） 紅蘿蔔（10g） 鴨兒芹（3g） 魚板（20g） ・醬油・料酒 ・高湯	407	19.4	5.3	2.5
蓮藕蕃薯酥	蓮藕（40g） 蕃薯（40g） 雞絞肉（40g） 蔥（5g） 乾香菇（1g） ・蛋・醬油 ・酒・鹽 ・砂糖・生薑 ・太白粉 ・沙拉油 ・醬油・醋 ・砂糖・高湯	247	9.5	13.0	1.5
桃子果凍	牛乳（50c.c.） 生鮮奶（12c.c.） 砂糖（6g） 白葡萄酒（3c.c.） ・明膠 ・杏仁精 白桃罐（15g） 白桃罐的汁（8c.c.） ・檸檬汁 ・食紅	130	29.0	7.0	0.0
計		784	31.8	25.3	4.0

〈晚飯做法的重點〉

南瓜奶油粥 ①南瓜、紅蘿蔔、馬鈴薯、芹菜，切成一公分方塊。②加熱奶油，炒切成絲的洋蔥及切成末的蔥，再加切成一公分方塊的火腿快炒。③加①炒，倒入肉湯，煮開後去除浮渣，加二分之一的鹽量、胡椒、甘藍，以小火煮十五分鐘。④再加已氽燙好的扁豆、搗成泥的番茄、洗好的米，再煮二十五分鐘。⑤最後用鹽調味，加上青碗豆。

酥炸鯡魚 ①鯡魚切成三片，抹鹽與胡椒，放十五分鐘。②炸油加熱，魚片沾麵粉，炸成金黃色，放入拉比可調味醬（ravigote sauce）浸。③拉比可調味醬是未切末的番茄、洋蔥、沙拉油、醋、鹽、胡椒、芹菜、檸檬汁等拌成的。④小黃瓜去皮切絲。⑤將小黃瓜放在舖有油菜的盤上，再盛上魚片，附切末的荷蘭芹。

★拉比可調味醬裡的蔬菜，可依喜好增加種類和份量。

健康且長壽的生活學

「減肥的大敵——油，比起用奶油等油類，不如用沙拉油來的好。」

菜單	材　料 （分量）	熱　量 （Kcal）	蛋白質 （g）	脂質 （g）	鹽分 （g）
飯	飯（190g）	285	5.4	1.0	0.0
南瓜奶油粥	番茄（20g） 南瓜（15g） 紅蘿蔔（15g） 馬鈴薯（10g） 扁豆（10g） 洋蔥（5g） 蔥（5g） 芹菜（5g） 青豌豆（3g） 培根（3g） 白米（4g） •奶油•肉湯 •鹽•胡椒 •甘藍	110	3.9	3.1	1.1
酥炸鯡魚	鯡魚（70g） •鹽•胡椒 •麵粉 •沙拉油 番茄（25g） 洋蔥（15g） •沙拉油•醋 •鹽•胡椒 小黃瓜（20g） 油菜（8g） ◆荷蘭芹（少許）	215	14.4	14.2	1.2
拌豆芽菜	豆芽菜（50g） •醬油•醋 •芥末 ◆韭菜（3g）	15	2.3	0.2	0.4
計		625	26.0	18.5	2.7
一天的總計		1,987	75.2	64.3	8.5

實踐重點⑦ 減鹽的關鍵在於高湯和香辛料

堪稱「智慧飲食」之健康食——日本飲食，有一點頗令人困惑。那就是，容易攝取過多的鹽分。以前，秋田縣等東北產米之地，腦中風的人很多，這與他們大量的以鹽漬物等鹽分高的副食配米吃有必然的關係。鹽分會導致高血壓、腦中風等疾病。現今那些地方因減鹽運動成功，腦中風患者已急遽銳減。

爲了健康而注意減鹽的人應已經不少，不過，我們常可聽到這些人抱怨地說：「味道不夠」。當然也有人並不在乎味道淡。其實，爲口味煩惱的人，只要在烹飪時稍下點功夫就能解決了。

重點之一是，巧妙的使用香辛料。

例如：午餐的拌芹菜可用豆瓣醬來拌，晚餐的煮鮭魚，可加添檸檬，這些香辛料的風味，都可使淡味的食物變得美味可口。另外，倒些清酒，可提高湯汁、煮物的味道，這也可說是日本料理的智慧。

「早上，即使沒有食慾，也要吃幾口早餐才好。」

菜單	材　料 （分量）	熱　量 （Kcal）	蛋白質 （g）	脂質 （g）	鹽分 （g）
麵　包	土司（2片） 奶油（8g） 草莓果醬（14g）	384	9.3	10.8	1.6
檸檬茶	紅茶（2g） 砂糖（6g） 檸檬（6g）	25	0.4	0.1	0.0
酸乳果	加糖酸乳（130g）	109	5.2	1.2	0.0
蕃薯沙拉	蕃薯（70g） •調味醬 黃瓜（15g） •鹽 洋蔥（10g） •鹽•醋 火腿（10g） 萵苣（10g）	170	3.1	7.5	1.0
奇異果	奇異果（50g）	28	0.5	0.2	0.0
計		716	18.5	19.8	2.6

〈早餐做法的重點〉

蕃薯沙拉　①蕃薯蒸熟連皮切五公釐厚，趁熱加鹽、胡椒調味。②小黃瓜切片，稍加鹽。③洋蔥切薄片，加鹽後以砂布包住用水洗，放置一會兒後加醋入味。④火腿切細。⑤用調味醬拌和①～④，盛在舖有萵苣的盤上。

★在攝取纖維豐富的食品，如蕃薯、蔬菜的同時，不要把蔬菜和水果的皮去除得過分乾淨也是重點。因爲皮的部分也含有豐富的纖維和營養。

〈午餐做法的重點〉

什錦炒飯　①雞肉、竹筍切約七公釐的方塊。蔥切段。②蛋炒好後放在盤上。③先炒蔥、竹筍、再放入雞肉、蝦仁，火關小再加入飯炒。④最後加鹽、胡椒、蛋、綠豌豆。

豆腐湯　①豆腐切塊、油菜汆燙切段約三公分長。②把①放入雞湯內，加鹽、胡椒、酒調味。

拌芹菜　①芹菜切段約五公分長。②以調味料拌芹菜，盛在盤中，附上蘿蔔。③冰後再吃。

★豆腐湯所用的雞湯，也可以用即溶的粉末加蔥等來調味，不過市面上所賣的粉末，意外的含有極高的鹽分，最好能避免使用。這種湯的做法很簡單，先將雞骨洗淨，再加蔥、薑、酒、水，用強火煮開後，再以弱火煮一小時，然後用布過濾即可。

〔多喝薄咖啡或紅茶，對解除便秘效果大。〕

菜單	材料（分量）	熱量（Kcal）	蛋白質（g）	脂質（g）	鹽分（g）
什錦炒飯	飯（220g） 蛋（30g） •沙拉油 •鹽 未去皮的雞肉（35g） 蝦仁（20g） 竹筍（15g） 蔥（10g） 豌豆（5g） •沙拉油 •醬油 •鹽 •胡椒	549	21.6	17.6	2.3
豆腐湯	豆腐（60g） 油菜（20g） 雞湯（150g） 蔥（10g） 生薑（少許） •酒 •鹽 •胡椒	59	5.7	2.6	1.2
拌芹菜	芹菜（50g） •醋 •醬油 •砂糖 •鹽 •麻油 •豆瓣醬 蘿蔔（5g）	18	0.8	0.6	0.7
計		626	28.1	20.8	4.2

〈晚餐做法的重點〉

蒸鰈魚　①鰈魚洗淨，兩面切刀紋，先煮一遍去腥味。②鰈魚放入加熱的調味料煮六～七分鐘。③盤邊放置切片的檸檬，切末的胡蔥。

蝦炒蘿蔔絲　①蘿蔔與洋蔥切絲，氽燙斑節蝦。②油加熱炒薑絲，再倒入①炒。

菠菜拌蛋　①波菜洗淨切段約三公分長。②油加熱，把蛋汁炒好取出。③氽燙菠菜，加高湯、醬油，與②拌和。

醋拌芋頭　①芋頭切絲，泡醋水十分鐘，用水洗淨。②海膽加蛋黃、料酒、醋調味，再倒入瀝乾水分的芋頭攪拌。盤邊置芥末。

★以蔬菜爲主且不太花費時間的煮物、醋拌等料理，可讓我們同時攝取到多種的蔬菜。本日的晚餐副菜，分別有淡色蔬菜，綠黃色蔬菜及芋頭類，相當的均衡。晚餐的蔬菜量應確保在兩百公克以上。

菜單	材　料 （分量）	熱　量 （Kcal）	蛋白質 （g）	脂質 （g）	鹽分 （g）
飯	飯　（190g）	285	5.4	1.0	0.0
蒸鰈魚	鰈魚　（70g） •酒•醬油 •鹽•高湯 •薑汁 ◆檸檬　（6g） ◆胡蔥　（少許）	87	14.4	1.5	1.5
蝦　炒 蘿蔔絲	蘿蔔　（100g） 蔥　（10g） 斑節蝦　（3g） •醬油•料酒 •沙拉油 ◆薑　（少許）	62	2.0	3.1	0.9
菠菜拌蛋	菠菜　（60g） 蛋　（20g） •沙拉油 {•高湯 •醬油	54	4.7	2.8	0.6
醋拌芋頭	芋頭　（40g） 海膽　（5g） 蛋黃　（3g） •料酒•醋 •芥末	51	2.1	1.2	0.6
計		539	28.6	9.6	3.6
一天的 總　計		1,881	75.2	50.2	10.4

實踐重點⑧「高蛋白質，低卡路里」的烹飪法

請先看本日晚餐的菜單。飯、哈蜊汁、醋溜肉片、奶油白菜，菜式相當豐富，不過，其卡路里的總含量只有六〇六卡路里，比早餐的含量還少。而蛋白質的量卻高達三二．五公克。

諸如此般高蛋白、低卡路里的飲食，對我們的健康相當有益。本日晚餐的卡路里之所以如此低，與大量使用蔬菜與瘦肉有關。

★午餐的羊栖菜和白煮物，雖沒有很高的蛋白質，卻是低卡路里的食品代表。誠如各位所知，粉條幾乎沒有卡路里，但卻含有豐富的食物纖維，能使血糖值保持正常。此外，羊栖菜也是含有豐富食物纖維的食物。在菜單上加上一道低卡路里的菜餚，乃是防止攝取卡路里過多的智慧之一。

健康且長壽的生活學

「養成吃早餐的習慣，可預防肥胖、成人病。」

菜單	材　料（分量）	熱　量（Kcal）	蛋白質（g）	脂質（g）	鹽分（g）
麵　包	土司（2片） 奶油（8g） 果醬（14g）	384	9.3	10.8	1.6
咖　啡 牛　奶	牛奶（100c.c.） 即溶咖啡（1.6g） 砂糖（6g）	92	3.5	4.0	0.0
魚　罐 沙　拉	馬鈴薯（40g） ・鹽 番茄（40g） 豌豆（10g） 萵苣（10g） 蛋（半個） 魚罐頭（20g） ・醋・鹽 ・胡椒 ◆橄欖（2個）	139	9.3	6.8	1.0
蘋　果	蘋果（80g）	40	0.2	0.1	0.0
計		655	22.2	21.7	2.6

〈早餐做法的重點〉

魚罐沙拉　①馬鈴薯去皮切塊，汆燙過。②番茄、煮蛋切片、豌豆汆燙過。③去除魚罐頭的汁。④把①、②去除汁的罐頭魚肉，呈放射狀置於舖有萵苣的盤內，中央裝飾橄欖。⑤調味醬的作法：將魚罐內殘餘的油倒入碗內，加入醋、鹽、胡椒、快速攪拌，淋在沙拉上。

★使用市面上販賣的調味醬的人不少。不過，其做法相當簡易，也不需費時甚多，且可避免攝取多餘的油，因此自己做的對健康相當有益。爲防止攝取過多的油，選擇市面上所售的無油種類較佳。

〈午餐做法的重點〉

烤鮭魚　①鮭魚洗淨，瀝乾水分，洒上鹽。②網加熱，燒烤鮭魚兩面。③在網上燒烤鮭魚的同時，燒烤用來拌味的紫菜。

油菜拌芥末　①將油菜置入攙有少量鹽的熱水裡汆燙後放涼，待水分瀝乾切成三～四公分長。②竹輪（攪碎後抹在竹籤上烤成圓筒狀的魚肉加工品）切薄片。③芥末用醬油溶解，淋在油菜和竹輪上，充分攪拌。

羊栖菜煮粉條　①羊栖菜洗淨，置於籃上瀝乾水分。②將已煮熟的粉條切成三公分條狀。③將已用熱水去除油炸物，切成五公釐寬的細條。④汆燙切成細條的紅蘿蔔、碗豆。⑤加熱油鍋，先炒羊栖菜。接著加入粉條、紅蘿蔔、油炸物快炒。⑥倒入高湯，以砂糖、醬油調味，煮到幾乎沒有湯爲止。⑦置於盤中，附上豌豆。

★燒烤鮭魚時，加鹽的目的在於抑制卡路里，但是，用鹽調味時，我們常會無意識的使用過多的鹽分，這點需特別注意。

［酸乳是利用沙拉醬、酸乳飲料等考究而來的。］

菜單	材　料 （分量）	熱　量 （Kcal）	蛋白質 （g）	脂質 （g）	鹽分 （g）
麥　飯	飯（160g） 强化麥（12g）	283	5.5	1.1	0.0
豆芽味噌　湯	味噌（12g） 豆芽菜（40g） 油炸物（3g） • 高湯	51	5.0	1.8	1.3
烤鮭魚	鮭魚（70g） 生薑（8g）	119	14.7	5.9	3.0
芥末拌油　菜	油菜（50g） 竹輪（10g） • 淡味醬油 • 芥末 • 高湯	26	2.9	0.3	0.7
羊栖菜煮粉條	粉條（20g） 油炸物（3g） 紅蘿蔔（10g） 乾羊栖菜（5g） 豌豆（2g） • 醬油 • 砂糖 • 沙拉油	44	1.7	3.1	1.0
計		523	29.7	12.2	6.0

〈晚餐做法的重點〉

醋溜味噌豬肉　①豬腿肉以繩子綁住，放入煮沸的熱水裡氽燙，待表面的顏色改變後取出，用水洗淨。②蔥切段、薑切薄片，丟入加鹽的水內煮，再把豬肉放入，一直煮到肉熟爲止。③待肉汁冷卻後，取出肉切薄片。④將小黃瓜、紅蘿蔔切成花形。⑤把肉和蔬菜置於盤內後，以小型紅蘿蔔裝飾，淋上醋味噌。

奶油白菜　①白菜切成易吃大小狀，放入加了薑汁、酒的肉汁內，用小火煮至爛止。②取出白菜瀝乾水分，置於盤中。③倒牛奶於鍋內的汁內，加調味料，以太白粉芶芡，淋在白菜上。④灑上切細的火腿。

★豬肉宜選用脂肪少的部分。且在烹飪中，能去除的脂肪應盡量去除。

★煮什菜湯時，加點雞肉亦可，如此除可攝取豆腐的蛋白質，也可攝取雞肉的蛋白質。而使用比腿肉的脂肪分少的胸肉，可抑止卡路里量，此乃高蛋白，低卡路里一大極品。

健康且長壽的生活學

〔常吃外食的上班族，應在定食外，再叫道蔬菜才好。〕

菜單	材料（分量）	熱量(Kcal)	蛋白質(g)	脂質(g)	鹽分(g)
飯	飯（190g）	285	5.4	1.0	0.0
什菜湯	豆腐（30g） 蘿蔔（20g） 芋頭（20g） 牛蒡（15g） 紅蘿蔔（10g） 蔥（10g） 油炸物（3g） ・沙拉油 ・醬油・鹽 ・辣椒	83	3.8	4.1	1.2
醋溜味噌豬肉	豬腿肉（80g） 小黃瓜（30g） ・鹽 紅蘿蔔（20g） 小型紅蘿蔔（10g） ・蔥・生薑 ・味噌・砂糖 ・醋・酒 ・高湯	161	19.5	3.7	1.4
奶油白菜	白菜（70g） 火腿（3g） ・酒 ・薑汁 ・牛奶・鹽 ・太白粉	77	3.8	4.3	0.8
計		606	32.5	13.1	3.4
一天的總計		1,784	84.4	47.0	12.0

實踐重點⑨ 肯動腦，裝在碗內的東西皆可成健康的菜單

外食的食物，多是裝在碗內。例如，天丼、豬排丼、蛋蔥丼等，皆是外食中固定的菜單，而這些在家裡做的機會也不少。淋有香噴噴汁味的飯非常好吃，不少人愛好此物。然而，以「智慧飲食」的觀點來看，這些盛在碗裡的東西，多少有些問題的。

其中之一是，這些食物的卡路里和鹽分特別高。以豬排丼來說，卡路里就超過九百。原因來自於其外衣所吸的油。至於鹽分方面，蛋蔥丼是三．四公克，豬排丼是三．七公克，若再加上味噌湯和醃漬物的鹽分，則其量相當可觀。另一個是，盛在碗內的食物，只附添味噌湯和醃漬物，易導致蔬菜攝取不足。

爲彌補此一缺點，吃盛在碗內的食物時，必需加叫一道蔬菜。本日的午餐是洋蔥、蛋拌飯。自己親手作會比店裡賣的卡路里和鹽分低，但是它仍含有四六一卡路里，是無法否定的高卡路里食物。所以，蔬菜的添加是不可少的。

健康且長壽的生活學

「早上即使沒有食慾，也應該喝杯水或牛奶。」

菜單	材　料（分量）	熱　量（Kcal）	蛋白質（g）	脂質（g）	鹽分（g）
麵　包	土司（2片） 奶油（8g） 草莓果醬（14g）	384	9.3	10.8	1.6
牛　奶	牛奶（180c.c.）	124	5.8	7.2	0.0
魚肉沙拉	魚罐頭（20g） 萵苣（20g） 番茄（20g） 芹菜（10g） 蘿蔔（5g） •醋 •胡椒	66	5.3	4.1	0.3
葡萄柚	葡萄柚汁（80g）	29	0.6	0.1	0.0
計		603	21.0	22.2	1.9

〈早餐做法的重點〉

魚肉沙拉　①自魚罐取出肉，瀝去汁氣。②洗淨萵苣，撕成易吃大小，芹菜沿著纖維縱細切。③把魚肉、番茄、芹菜、蘿蔔置於舖有萵苣的盤上。④用魚罐剩下的油，加調味料製成調味醬，淋在③上。

★在家裡做調味醬，可控制鹽和油的量，比市面上所賣的鹽分和卡路里來得低。若嫌魚罐的汁不夠鹹時，應注意所加的鹽量，以少爲宜。

★魚罐頭的種類相當多，其中亦有無油的，可依照料理的用途，分別使用。

〈午餐做法的重點〉

澤煮碗　①豬肉切絲，洒鹽，氽燙後淋上酒。②把其他的材料皆切成四～五公分的絲。③加熱高湯，放入豬肉、香菇，煮開後，放入紅蘿蔔、牛蒡，去除浮在上面的穢物，一直煮到爛爲止，以鹽、醬油調味。④最後加入當歸熄火。

蘿蔔沙拉的魚子調味醬　①蘿蔔切塊，洒鹽少許使其變軟。②打開魚子加上調味料，製作魚子調味醬。③將調味醬淋在蘿蔔上，洒上切成塊狀的秋葵。

蛋葱丼　①雞肉切小塊，以醬油、酒調味。②洋蔥切片，鴨兒芹切成三公分大小。③把高湯和調味料倒入淺鍋煮，再放入雞肉，待顏色改變翻面，加洋蔥，再煮一分鐘。④蛋花由鍋的外側向中央循序放入。至半熟程度，洒入鴨兒芹。⑤把④的煮汁淋在盛在大碗內的飯上，再洒些紫菜片。

★蘿蔔沙拉的魚子調味醬，有一獨特的魚子味道。由於魚子的鹽分很高，所以與其配用的調味料之鹽分要少，以防止鹽分攝取過多。

〔久坐辦公椅的人，應時時走動與做屈伸運動。〕

菜單	材　料（分量）	熱　量（Kcal）	蛋白質（g）	脂質（g）	鹽分（g）
蛋葱丼	飯（190g） 蛋（1個） 雞胸肉（35g） •醬油•酒 洋蔥（40g） 鴨兒芹（5g） •醬油 •高湯 •酒• 砂糖 •料酒 •紫菜片 （少許）	461	21.3	7.4	2.3
澤煮碗	切絲豬肉（15g） •酒•鹽 牛蒡（10g） 紅蘿蔔（7g） 竹筍（7g） 當歸（5g） 蔥（5g） 香菇（2g） •醬油 •鹽 •高湯	84	4.1	5.7	1.2
蘿蔔沙拉的魚子調味醬	蘿蔔（70g） •鹽 秋葵（3g） 魚子（4g） •沙拉油 •醋•鹽 •胡椒	84	1.7	7.2	0.7
計		629	27.1	20.3	4.2

〈晚餐做法的重點〉

炸沙丁魚　①去除沙丁魚的鱗片、頭部及內臟後，剖開魚身去除中骨。②拭乾水氣，抹上鹽、胡椒、芥茉。把剖開的魚身向上翻捲，用牙籤予以固定。③置入油鍋炸。附添辣椒醬、檸檬。④再配上切成絲的高麗菜，煮好的金針菜、紅蘿蔔及荷蘭芹。

煮芋頭　①芋頭煮十分鐘，用水洗去黏物。②高湯入鍋加熱，倒入芋頭，加調味料。③火關小煮二十五～三十分鐘，途中，需搖動鍋子。④待煮到汁液剩下一點點的程度時，即可取出，再洒上柚子皮泥。

★在芋類中，能與蕃薯相匹敵的多食物纖維的，就是芋頭。而且，它比蕃薯、馬鈴薯的卡路里低。因此，甚受家庭主婦愛用為煮物的材料。由於芋頭的皮不易剝除，所以很多人敬而遠之，但是，只要連皮一塊煮就能輕易的把皮剝去了。

健康且長壽的生活學

「培養每晚做五分鐘的腹式呼吸習慣，有助隔天早上的排便。」

菜單	材　料（分量）	熱　量（Kcal）	蛋白質（g）	脂質（g）	鹽分（g）
飯	飯（190g）	285	5.4	1.0	0.0
裙帶菜味噌湯	味噌（12g） • 高湯 裙帶菜（10g） 蔥（10g）	27	2.4	0.8	1.3
炸沙丁魚	沙丁魚（80g） • 鹽 • 胡椒 • 芥茉 • 麵粉 • 蛋 • 麵包粉 • 沙拉油 ◆ 檸檬（12g） • 辣椒醬 高麗菜（40g） 芹菜（少許） 金針菜（20g） 紅蘿蔔（30g） • 沙拉油 • 砂糖 • 鹽	375	19.9	24.4	1.6
煮芋頭	芋頭（80g） • 砂糖 • 料酒 • 醬油 • 鹽 • 酒 • 高湯 ◆ 柚子皮（少許）	78	3.1	0.2	1.1
醃漬菜	醃漬菜（12g）	4	0.2	0.0	0.9
計		769	31.0	26.4	4.9
一天的總計		2,001	79.1	68.9	11.0

實踐重點⑩ 攝取過多是禁忌、動物性脂肪減少的方法

在「智慧飲食」中，不斷的重申少吃豬、牛等四腳動物的肉，理由之一是避免攝取過多的動物性脂肪，相信大家應都瞭解了吧！在此，不妨再復習一遍，動物性脂肪會阻礙血管的流通，且會在體內堆積過多的膽固醇，加上卡路里高，就變成了肥胖的原因。

總之，它們是奪去年輕的身體，造成疾病的元凶。

因此，吃肉時，應避免脂肪多的部分，而宜選擇瘦肉。在外頭吃肉類料理時，有必要把脂肪多的部分留下不吃。本日的菜單中，晚餐有使用豬肉，不過，在需使用豬肉時，要選擇脂肪較少的肉。

選了脂肪少的肉後，再用煮、蒸、或用平底鍋煎等方法，去除多餘的脂肪。只要稍稍考究烹飪的方法，就可防止攝取過多的動物性脂肪。這樣的考究，就是用腦吃法之一。

健康且長壽的生活學

「利用等火車的時間，在月台上走動。」

菜單	材　料（分量）	熱　量（Kcal）	蛋白質（g）	脂質（g）	鹽分（g）
麵　包	土司（2片） 奶油（8g） 草莓果醬（14g）	384	9.3	10.8	1.6
檸檬茶	紅茶（2g） 砂糖（6g） 檸檬（6g）	25	0.4	0.1	0.0
牛　奶	牛奶（100c.c.）	69	3.2	4.0	0.0
紫高麗菜沙拉	紫高麗菜（50g） ・鹽 萵苣（15g） 火腿（18g） 荷蘭芹（2g） 調味醬（6g）	89	4.0	6.6	1.2
香　蕉	香蕉（50g）	44	0.6	0.1	0.0
計		611	17.5	21.6	2.8

〈早餐做法的重點〉

紫高麗菜沙拉　①將紫高麗菜切絲，洒鹽使其變軟。②萵苣洗淨，撕成易吃大小狀，瀝乾水後舖在器皿上。③用調味醬拌紫高麗菜，盛在②上，再附上切成易吃大小塊的火腿和荷蘭芹。

★紫高麗菜比一般的高麗菜，含有更多的維他命A。也含有很豐富的維他命C，只可惜，一般人還不太習慣吃它，僅是在做沙拉時用來點綴顏色而已。若以其高營養價來考慮，可做爲沙拉的主角或利用於各種的料理中。

〈午餐做法的重點〉

西式炒飯　①飯加肉湯、奶油、調味醬煮炊，作成顏色呈黃色的飯。②炒切成末的洋蔥、大蒜，再加入雞肉炒。③白色調味醬的做法：將奶油置入鍋內，溶解後加麵粉炒，注意不要炒焦了。然後倒入冷牛奶，用快速起泡器攪拌後加熱。用鹽、胡椒、肉湯調味，放入橄欖，邊攪動至呈黏稠狀止。④把②和切成末的蘑菇加入白色調味醬。⑤把白色調味醬倒在①上。

馬鈴薯湯　①馬鈴薯切塊、蔥切段，碗豆去筋後汆燙。②用肉湯煮馬鈴薯，爛後加蔥、鹽、胡椒調味。③再倒入切好的碗豆。

★不論是西式炒飯或中式炒飯，都是將飯置於平底鍋炒再用胡椒、鹽等來調味，如此很容易使用過多的油和鹽。而若能巧妙地使用香辛料，飯的味道就會較淡，且只要加配淋在上面的調味料，就相當好吃了，這樣便可抑止鹽分過多的攝取。

「「去油飲食」對健康和美容都有負面的影響。」

菜單	材　料 （分量）	熱　量 （Kcal）	蛋白質 （g）	脂質 （g）	鹽分 （g）
西式炒飯	飯（190g） ・肉湯 ・奶油 ・黃色調味料 去雞皮的肉（30g） 洋蔥（40g） 蘑菇（15g） ・大蒜 ・沙拉油 ・鹽 ・牛奶 ・麵粉 ・奶油 ・肉湯 ・鹽 ・胡椒 ・橄欖	502	15.8	14.3	2.0
馬鈴薯湯	馬鈴薯（60g） 蔥（20g） 豌豆（10g） ・肉湯・鹽 ・胡椒	55	1.7	0.1	1.3
魚肉沙拉	番茄（40g） 萵苣（20g） 小黃瓜（15g） 玉米（10g） 魚罐頭（20g） ・醋・醬油 ・洋蔥	80	6.0	3.9	0.6
計		637	23.5	18.3	3.9

〈晚餐做法的重點〉

南瓜炒芝麻 ①把南瓜切成厚五～六公釐厚的塊狀，連皮切成絲，煮八分熟。連皮的原因是為防止在炒的時候，南瓜會變形。②青椒、香菇、豬肉切絲，豬肉加酒。③加熱平底鍋，先炒豬肉，再倒入其他材料，用強火快炒。④用鹽調味，最後加入已炒好的白芝麻。

煮鱸魚 ①用淺鍋把醬油、砂糖、酒、水、切片的薑混合煮開。②放入切塊的鱸魚，改用中火煮。時時將煮汁淋在魚上，待煮汁只剩少許，即可盛起。③把切成四～五公分的蔥和裙帶菜倒入剩下的煮汁裡煮，然後淋在魚上。

★芝麻除增添菜香外，也提供了鈣質，是營養價值非常高的食品。應多多利用。

★據說南瓜所含的南瓜素，可降低因抽煙而引起肺癌的危險。此種胡蘿蔔素，與油一起，較易為體內吸收。

菜單	材　料 （分量）	熱　量 （Kcal）	蛋白質 （g）	脂質 （g）	鹽分 （g）
飯	飯　（190g）	285	5.4	1.0	0.0
豆　腐 味噌湯	味噌　（12g） 煎豆腐　（30g） 金針菇　（10g） ・高湯	51	4.4	2.5	1.3
煮鱸魚	鱸魚　（70g） 蔥　（30g） 裙帶菜　（10g） ・醬油 ・砂糖 ・酒 ・薑	127	14.5	4.3	1.5
南瓜炒 芝　麻	南瓜　（50g） 青椒　（8g） 香菇　（5g） 豬腿肉　（15g） ・酒 ・沙拉 ・鹽 ・白芝麻	91	4.5	4.1	0.6
計		554	28.8	11.9	3.4
一天的 總　計		1,802	69.8	51.8	10.1

健康且長壽的生活學

「硬床對消除疲勞較有效果。」

實踐重點⑪ 煮物是能否充分攝取蔬菜的關鍵

一般認爲，每人每天至少應攝取三百公克的蔬菜。所謂的三百公克，或許男性們較不瞭解其意，例如：一條小黃瓜約有一百公克，中型的萵苣有三百公克，中型的番茄約有二百公克等。如此說來，一天只要攝取三條小黃瓜不就夠了嗎？但是以蔬菜的攝取來看，卻是不夠的。

不要拘泥蔬菜三百公克的攝取建議，每天吃多樣種類的蔬菜，而且除了沙拉般的生食外，也積極攝取煮物，即是「智慧飲食」的重點。因爲，比起常被用來生食的萵苣和小黃瓜等所謂的淡色蔬菜，紅蘿蔔、青菜等顏色較深的綠黃色蔬菜，含有更豐富的維他命和礦物質類，並含有較多的纖維。

能使我們攝取多種類蔬菜的菜餚很多。其中本日所介紹的晚餐——炒雞肉，就是一道很棒的菜。日後將會介紹使用多種類蔬菜的料理，以供讀者參考。

健康且長壽的生活學

「身體一旦感到不適，應立即就醫。」

菜單	材料（分量）	熱量（Kcal）	蛋白質（g）	脂質（g）	鹽分（g）
麵包	土司（2片） 奶油（8g） 草莓果醬（14g）	384	9.3	10.8	1.6
咖啡牛奶	牛奶（100c.c.） 即溶咖啡（1.6g） 砂糖（6g）	92	3.5	4.0	0.0
煮馬鈴薯	馬鈴薯（70g） 洋蔥（20g） 番茄（20g） 豌豆（3g） 蛋（半個） •沙拉油 •鹽•胡椒	126	5.0	4.9	1.1
橘子	橘子（80g）	35	0.6	0.1	0.0
計		637	18.4	19.8	2.7

〈早餐做法的重點〉

煮馬鈴薯　①馬鈴薯去皮，切約兩公釐厚塊狀，泡在水裡。②洋蔥切片，番茄汆燙後去皮，待瀝乾水分切成五公釐塊狀。③熱油鍋，依馬鈴薯→洋蔥→番茄的由下而上的方式，先放三分之一的量入鍋，洒上鹽、胡椒。④剩下的材料分兩次，重疊爲三層，然後放入豌豆，倒入約七分滿的水。⑤蓋上有孔的紙蓋子，水沸後轉弱火，煮約三十分鐘。⑥趁熱裝在器皿內，附上切片的煮蛋。

★橘子乃是含有豐富維他命C的水果。在水果中含有較低的卡路里，是柑橘類的特徵。

〈午餐做法的重點〉

燒烤鮪魚　①蔥、大蒜、去種的辣椒切末，與醬油、砂糖、麻油、胡椒、白芝麻一起攪拌。②將鮪魚浸在①裡，時時翻面，約浸三十分鐘。③把浸好的魚連同青椒一起放入烤爐內烤。

中國式豆腐　①豆腐切成二公分塊狀，汆燙。②番茄切成薄半月形，小黃瓜先縱切後再斜切，榨菜切成末。③番茄依圓形排法列於盤中，內側再依序放小黃瓜。中間置豆腐，其上放榨菜，再淋上中國式的調味醬。

★脂肪分少是鮪魚的特徵。魚的脂肪分雖爲不飽和脂肪酸，但是若攝取過多，會因卡路里過多而導致肥胖。怕胖的人，最好考究一番脂肪分少的魚菜單。脂肪少的代表性魚是鱈魚。其他如比目魚、鰈魚等的脂肪分也很少。

健康且長壽的生活學

「慢性的便秘和下痢，多因精神上的壓力所引起。」

菜單	材料（分量）	熱量（Kcal）	蛋白質（g）	脂質（g）	鹽分（g）
麥飯	飯（160g） 强化麥（12g）	283	5.5	1.1	0.0
蛋湯	蛋（15g） 蔥（5g） •醬油 •鹽 •太白粉 •高湯 •薑汁	37	2.9	1.7	1.1
燒烤鮪魚	鮪魚（70g） 蔥（7g） 大蒜（少許） •醬油 •砂糖 •白芝麻 •麻油 •辣椒 •胡椒 •沙拉油 青椒（8g）	134	17.7	5.6	1.3
中國式豆腐	豆腐（60g） 番茄（40g） 小黃瓜（15g） 榨菜（10g） •醬油•醋 •麻油	60	4.5	3.3	0.8
計		514	30.6	11.7	3.2

〈晚餐做法的重點〉

炒雞肉 ①雞肉切絲。②竹筍、蓮藕、紅蘿蔔、牛蒡隨意切，牛蒡浸在水裡。乾香菇泡水切成一半，蒟蒻切成一口大小的三角形。③竹筍、蒟蒻、紅蘿蔔、牛蒡洒上鹽，氽燙豌豆。④熱油鍋，炒雞肉，取出，加醬油、砂糖、料酒。⑤把④的鍋再倒入油，炒紅蘿蔔、牛蒡及其他的材料，倒入高湯。⑥煮沸後加調味料，約煮十分鐘後加入雞肉，再約煮七～八分鐘。⑦盛裝於器皿後，再洒上斜切的豌豆。

白菜和柚香 ①白菜切成易吃大小狀。②用加了醬油、柚汁的高湯，拌和瀝乾水分的白菜。③附上柴魚和柚子皮。

★柚子的氣味很香，常被用來佐以料理的調味料，具有抑止使用鹽分的效果。柚子屬柑橘類含有豐富的維他命C，果皮的含量比果汁多，因此可將之磨成泥或切成絲來使用。

★若擔心脂肪分攝取過多，在料理前可先去除雞皮。

「保持身體清潔，洒扉子粉很有效果。」

菜單	材　料 （分量）	熱　量 (Kcal)	蛋白質 (g)	脂質 (g)	鹽分 (g)
飯	飯　(190g)	285	5.4	1.0	0.0
裙帶菜 味噌湯	味噌　(12g) ・高湯 裙帶菜　(10g) 蔥　(10g)	27	2.4	0.8	1.3
炒雞肉	雞胸肉　(50g) ・醬油 ・砂糖 ・料酒 ・沙拉油 竹筍　(25g) 蓮藕　(25g) 紅蘿蔔　(25g) 牛蒡　(20g) 蒟蒻　(25g) 乾香菇　(3g) 豌豆　(5g) ・醬油 ・砂糖 ・鹽 ・沙拉油 ・高湯	233	14.4	11.4	2.0
白　菜 和柚香	白菜　(80g) ・淡味醬油 ・高湯 柚子　(少許) ◆柴魚	13	2.1	0.0	0.7
計		558	24.3	13.2	4.0
一天的 總　計		1,709	73.3	44.7	9.9

實踐重點⑫ 鍋類是最合乎「智慧飲食」的健康食

火鍋是人們在冬天最喜歡吃的食物之一，鍋類是由先人的智慧所衍生的健康食。

鍋類具有頗多種類。本日的晚餐中所列出的黑輪，也算得上是鍋類的一種。鍋類的共同點是：可攝取充分的蔬菜，而且動物性蛋白質多由魚類中來攝取，鍋類不僅蛋白質良好、卡路里也低，可說具備了「智慧飲食」的要素。

一大堆的蔬菜一旦裝入鍋內，我們自然的能吃入肚裡，很多人都有這種經驗。現在的火鍋裡常放魚貝類，像如此這般的，能吃各種種類的蔬菜和魚，可說是鍋類的優點所在。

但是，同樣是鍋類的高價肉鍋，則要特別注意，若常吃肉鍋，會因攝取過多的動物性脂肪，而有害健康。

「每天吃酸乳，有助於調整腸胃的狀況。」

菜單	材料（分量）	熱量（Kcal）	蛋白質（g）	脂質（g）	鹽分（g）
麵包	土司（厚1片） 奶油（8g） 草莓果醬（14g）	332	7.7	10.0	1.4
檸檬茶	紅茶（2g） 砂糖（6g） 檸檬（6g）	25	0.4	0.1	0.0
牛奶	牛奶（100c.c.）	69	3.2	4.0	0.0
豆芽炒香腸	豆芽菜（50g） 青椒（10g） 玉米（5g） 香腸（20g） ・沙拉油 ・鹽 ・胡椒	108	4.5	8.1	1.1
柳丁	柳丁（80g）	30	0.7	0.1	0.0
計		564	16.5	22.3	2.5

〈早餐做法的重點〉

豆芽炒香腸　①香腸炸後斜切片。②豆芽菜洗淨，青椒切片。③熱油鍋炒香腸，再加入瀝乾水分的豆芽菜和青椒。最後倒入玉米罐頭，以鹽、胡椒調味。

★市面上所售的香腸或火腿，並不會予人太油膩之感，卻含有很高的鹽分。而且，較粗條的往往含有較多的脂肪分，因此，應選擇脂肪及鹽分少的。又，爲了去除過多的鹽分和脂肪分，先氽燙後再食用較好。

〈午餐做法的重點〉

花菜沙拉　①把花菜置於加鹽，圓切檸檬的水裡煮。②炒香菇，加鹽、胡椒調味，豌豆放入鹽水裡煮，取出放涼。③用白煮蛋、醃漬物、洋蔥、荷蘭芹、檸檬汁製成調味料，淋在花菜上，上附香菇，豌豆。

菜湯　①蘿蔔、紅蘿蔔切塊，芋頭、葱切片，牛蒡切片放入水裡去除澀味。油炸物放入熱水裡去油，然後切成七公釐大。雞肉汆燙後，清洗。②雞肉放入高湯煮五分鐘，再把蔥以外的蔬菜和油炸物放入。③加一半量的味噌煮十五分鐘。④蔬菜煮爛後，再把葱和剩下的味噌放入，關火。⑤盛入碗內，依自己喜好洒上胡椒粉。

★在淡色蔬菜中，花菜所含的維他命C頗多，纖維也很豐富，煮花菜時加入檸檬，是爲保持花菜的顏色。若煮的過久會破壞了花菜的維他命，需注意。

「日本的傳統食物「和食」，是可攝取多量食物纖維的健康食。」

菜單	材　料 （分量）	熱　量 (Kcal)	蛋白質 (g)	脂質 (g)	鹽分 (g)
麥　飯	飯 （160g） 強化麥 （12g）	283	5.5	1.1	0.0
菜　湯	味噌 （10g） 雞肉 （25g） 蘿蔔 （20g） 紅蘿蔔 （10g） 牛蒡 （10g） 蔥 （10g） 油炸物 （4g） 芋頭 （25g） ・辣椒粉	94	8.3	2.6	1.1
炒　蜆	蜆 （70g） ・鹽・胡椒 ・麵粉 ・麵包粉 ・沙拉油 高麗菜 （50g） ◆荷蘭芹 （少許） ◆檸檬 （12g） ・辣椒醬	273	10.3	15.1	1.3
花菜沙拉	花菜 （40g） 香菇 （20g） ・沙拉油 ・鹽・胡椒 豌豆 （7g） ・沙拉醬・蛋 ・醃漬物 ・洋蔥 ・荷蘭芹 ・檸檬汁	117	2.6	10.9	0.5
計		767	26.7	29.7	2.9

〈晚餐做法的重點〉

黑輪　①蘿蔔去皮切塊，用洗米水洗淨。芋頭、蒟蒻先煮好。②油炸物用熱水去油，切塊。牛絞肉加洋蔥末、調味料、葫蘆絲攪拌。③用稍大的鍋煮，以海帶、柴魚調高湯的味道。放入蘿蔔、蒟蒻、打結的海帶煮二十分鐘。④接著，加入芋頭、練製品，用弱火煮十五分鐘。

檸檬明膠　①明膠放入約三倍的水內浸泡。②把明膠置於糖水內煮溶。③蛋白打成泡沫，加砂糖製作調味料，加入溫熱的②，待冷後倒入檸檬汁和白葡萄酒。倒入模型內凝固。④調味醬是用蛋黃、砂糖、澱粉、溫牛奶混合用強火煮開。熄火加入香草精和白蘭地，一直攪拌到冷爲止。⑤去除模型，淋上調味醬。

★檸檬明膠是一道很輕易即可做的點心，相當美味可口。卡路里低，且蛋和明膠可彌補蛋白質的攝取。

「睡眠不足或失眠的人，不妨改睡硬床。」

菜單	材　料 （分量）	熱　量 （Kcal）	蛋白質 （g）	脂質 （g）	鹽分 （g）
茶　飯	飯（190g） ・酒・醤油 ・鹽	288	5.5	1.0	1.0
黑　輪	蘿蔔（80g） 芋頭（70g） 蒟蒻（40g） 油豆腐（30g） 炸丸（10g） 油炸物（10g） 牛絞肉（12g） 洋蔥（18g） 銀杏（3g） 乾葫蘆（1g） ・醤油・砂糖 ・海帶菜・柴魚 ・酒・醤油 ・砂糖・鹽 ・芹菜	285	18.6	12.5	4.0
醃　漬 菠　菜	菠菜（60g） ・醤油・高湯 ・柴魚（0.5g）	19	2.6	0.1	0.5
檸　檬 明　膠	砂糖（5.5g） ・明膠・水 蛋白（5g） ・砂糖・檸檬汁 ・白葡萄酒 蛋黃（2g） 砂糖（4g） 牛奶（20c.c.） ・澱粉 ・香草精 ・白蘭地 ・草莓（10g）	73	3.1	1.2	0.0
計		665	29.8	14.8	5.5
一天的 總　計		1,996	73.0	66.8	10.9

實踐重點⑬ 偶而也該嚐嚐罕有的飲食

在「智慧飲食」中，選擇對身體有益的食物至爲重要，但這也並非要各位僅就營養的層面來考慮。就算是有益於身體健康，味道卻不佳的食物，勉强食之，也是毫無快樂可言的事。

爲品嘗飲食的快樂，實有必要在餐桌上做番「演出」，例如：偶而改變一下視覺，讓「罕有的珍饈」上桌。

例如：本日的午餐——竹輪木曾炸，就是一道視覺上相當棒的菜肴。另外，晚餐的豆腐粥，是將豆腐切細，使其像粥的米粒般，任何人在初嚐它時，都會甚爲訝異的。使用漂亮的刀工將蕪菁刻成菊花一般，也可增添餐桌上的視覺效果。

總之，只要改變一下平時的烹飪方法，讓大家的視覺有所變化，就可增添進餐時的快樂氣氛。

菜單	材　料（分量）	熱　量（Kcal）	蛋白質（g）	脂質（g）	鹽分（g）
圓形麵包	圓形麵包（2個） 奶油（8g） 草莓果醬（14g）	349	8.0	11.2	1.3
檸檬茶	紅茶（2g） 砂糖（6g） 檸檬（6g）	25	0.4	0.1	0.0
酸乳	酸乳（60g） 砂糖（4g）	51	1.9	1.8	0.0
蕪菁魚肉沙拉	蕪菁（35g） ・鹽 番茄（40g） 萵苣（10g） 魚罐頭（20g） ・醋・鹽 ・胡椒	72	5.6	3.9	0.6
蘋果	蘋果（80g）	40	0.2	0.1	0.0
計		537	16.1	17.1	1.9

健康且長壽的生活學

早上起來，利用五分鐘做收音機體操，或高爾夫揮捍的動作等。

〈早餐做法的重點〉

蕪菁魚肉沙拉　①蕪菁去皮切薄片，灑鹽使其變軟。②把去除水分的蕪菁、切片的番茄、去汁的魚罐肉混合，盛在鋪有萵苣的盤內，再淋上用魚罐汁所作成的調味醬。

酸乳　①將酸乳倒入器皿內，加適量砂糖充分攪拌。

★酸乳是乳酸菌的一種，具有驅除腸內有害腐敗菌的功能。有助於Bifidus乳酸菌的增殖。選擇酸乳，宜選擇最近很風行的，含有Bifidus乳酸菌的，較有效果。吃時，以不加砂糖最佳。

〈午餐做法的重點〉

竹輪木曾炸　①竹輪縱切兩半，切長五～六公分。②紅蘿蔔、豌豆、乳酪細切成同樣長度，紅蘿蔔、豌豆先氽燙。③竹輪上的凹處，先放入乳酪，再放紅蘿蔔和豌豆，如此可避免炸時，乳酪溶出於外。④用長一公分的海帶捲②，裹衣油炸。附添荷蘭芹。

煮蕃薯、蘋果　①蕃薯連皮圓切二～三公釐片，蘋果也切成同樣的厚度。葡萄乾浸在溫水裡。②在平底鍋內側塗上人造奶油，先放蘋果，再置蕃薯於上，各放約三分之一的量。葡萄乾和調味料同樣也各放三分之一的量。②剩下的材料兩次疊成三層，加水，沸騰後轉中火，煮約二十分鐘（汁氣幾乎沒有爲止）。此時，將玻璃紙挖五、六個洞，做成紙蓋子。④盛於盤中，洒上肉桂。

★蕃薯不僅食物纖維量高，且含有豐富的維他命B_1和C。一般的食品加熱會破壞了維他命C的成分。但是，蕃薯則不然，因此它是很好的維他命C補給品，可利用於各式各樣的料理。

健康且長壽的生活學

「需鎮日坐在椅上辦公等的人，選擇硬椅子比軟椅子更好。」

菜單	材　料 （分量）	熱　量 (Kcal)	蛋白質 (g)	脂質 (g)	鹽分 (g)
雞肉麵	乾烏龍麵　(80g) 雞胸肉　(35g) •醬油 •砂糖 •料酒 •高湯 蔥　(40g) 菠菜　(30g) 魚板　(15g) •醬油 •料酒 •高湯	425	21.2	2.5	4.1
竹輪木曾炸	竹輪　(40g) 紅蘿蔔　(5g) 豌豆　(5g) 乳酪　(10g) •麵粉 •蛋 •沙拉油 •海帶 ◆荷蘭芹(3g)	185	8.3	11.8	1.3
煮蕃薯、蘋果	蕃薯　(70g) 蘋果　(35g) 葡萄乾　(3g) •砂糖 •奶油 •鹽 •肉桂	182	1.0	3.4	0.6
計		792	30.5	17.7	6.0

〈晚餐做法的重點〉

豆腐粥 ①豆腐切成三～四公釐的塊狀，放入水裡。②以柴魚調味高湯，倒入瀝乾水分的豆腐，加熱。③用太白粉芶芡，用薑汁壓味，最後洒上鴨兒芹。

菊花蕪菁 ①小蕪菁去皮，用刀細切縱橫十文字，「葉置於下面。②用醋、砂糖、鹽製成甜醋，加上去除種子的辣椒來醃漬蕪菁。

炒鱈魚子粉條 ①汆燙粉條，切成三～四公分長。②用刀劃開薄皮，取出鱈魚子，倒入酒。③放調味料入鍋，炒煮粉條。④加洗淨的金菇炒，最後放②的鱈魚子，用大火炒。

★豆腐粥中的豆腐，細切成似米粒般，而其汁以太白粉芶芡後更具風味。切細的豆腐，別具份量。豆腐不僅低卡路里，且含有豐富的蛋白質。是一般人愛吃的「健康食品」之一。在美國亦甚受減肥者歡迎。

健康且長壽的生活學

〔為健康著想，請勿貪酒杯物。〕

菜單	材　料 （分量）	熱　量 （Kcal）	蛋白質 （g）	脂質 （g）	鹽分 （g）
飯	飯　（190g）	285	5.4	1.0	0.0
豆腐粥	豆腐　（50g） 鴨兒芹　（2g） ・醬油・鹽 ・太白粉 ・高湯・薑汁	48	4.1	1.9	1.1
鰆味噌漬	鰆魚　（70g） ・酒・味噌 ・料酒	164	15.4	7.4	1.0
菊花蕪菁	小蕪菁　（40g） ・醋・砂糖 ・鹽・紅辣椒	19	0.4	0.0	0.6
高麗菜漬	高麗菜　（70g） 裙帶菜　（7g） ・淡味醬油 ・高湯 ・檸檬汁	20	1.6	0.1	0.7
炒鱈魚子粉條	粉條　（40g） 金菇　（15g） ・醬油・砂糖 ・高湯 鱈魚子　（8g） ・酒	17	2.9	0.2	0.8
計		553	29.9	10.6	4.2
一天的總計		1,822	76.5	45.4	12.1

實踐重點⑭ 材料種類愈多，一品料理的價值也愈高

一般的家庭飲食皆以飯、麵爲主食，再配上個兩、三道菜爲基本。此種構成的本身並沒有問題，不過依照每人對「智慧飲食」的認知多少，所做出的料理將大大的不同。

重點固然在於素材的選擇，但是，也誠如我多次所提的，更重要的重點，乃在於不是一種材料做一種料理，而是在一種料理需使用多種材料上。

就以沙拉來説，單吃萵苣或小黃瓜等蔬菜，不如搭配蛋、肉、魚等來得有營養。又，味噌湯的材料亦然，材料多種類比單一種類的來得好。

因此，常外食的人，不妨以使用素材種類的多寡，做爲選菜上的一個標準。

菜單	材　料（分量）	熱　量（Kcal）	蛋白質（g）	脂質（g）	鹽分（g）
麵　包	土司（厚1片） 奶油（8g） 草莓果醬（14g）	332	7.7	10.0	1.4
牛奶咖啡	牛奶（100c.c.） 即溶咖啡（1.6g） 砂糖（6g）	92	3.5	4.0	0.0
馬鈴薯沙　拉	馬鈴薯（70g） 培根（15g） 蛋（半個） • 沙拉油 • 鹽 • 胡椒 • 大蒜 ◆荷蘭芹（少許）	177	6.4	10.8	0.9
柿	甜柿（80g）	48	0.3	0.2	0.0
計		649	17.9	25.0	2.3

健康且長壽的生活學

每日一次，在一定的時間，約一分鐘以內結束排便，最為理想。

〈早餐做法的重點〉

馬鈴薯沙拉　①馬鈴薯煮好切塊。②培根汆燙後切成一公分大小塊狀。③熱平底鍋，先倒入搗成末的大蒜爆香，再放入培根炒。④再加入馬鈴薯炒，以鹽、胡椒、荷蘭芹調味。⑤起鍋盛盤，附添切成塊的煮蛋。

★馬鈴薯連皮煮後再切較好，如此可防止營養分和美味流失於湯中。

★培根屬於高脂肪、高鹽分的食品，而汆燙的目的即在於去油及去鹽。

〈午餐做法的重點〉

鮭魚飯　①飯加酒煮。②用網輕洒鹽烤鮭魚，去小骨取其肉。③小魚乾先汆燙過。④炒蛋，以糖、鹽調味。⑤青紫蘇切成絲，放入水裡去除澀味。⑥把②～④的材料混合，淋在飯上。

蔬菜天婦羅　①蓮藕、蕃薯圓切六～七公釐厚，紅蘿蔔、牛蒡切粗絲，牛蒡浸水裡去澀味。②作天婦羅外衣，蛋打入碗內，加冷水攪拌均勻，加麵粉，用筷子攪拌混合。③加熱炸油，炸到蔬菜熟了爲止。④高湯、醬油、料酒入鍋煮，作調味醬。⑤盤上舖紙，盛入天婦羅，附蘿蔔泥。

油菜醃漬　油菜置入加少量鹽的熱水裡汆燙後，瀝乾水分。②切成易吃長度，以醬油拌和。②盛於盤中，附上柴魚。

★鮭魚飯所用的魚乾，含有很高的鹽分。由於比起吃鹹鮭魚或鱈魚子的量少很多，所以常被忽略其所含的鹽分。因此，花點時間去除其鹽分較好。而最簡單的方法就是以熱水汆燙，如此約可去除約一半的鹽分。

「為腰痛苦惱的人，宜採取減少腰負擔的正坐姿勢。」

菜單	材 料 (分量)	熱 量 (Kcal)	蛋白質 (g)	脂質 (g)	鹽分 (g)
鮭魚飯	飯 (190g) •酒 鹹鮭魚 (40g) 小魚乾 (4g) 蛋 (20g) •砂糖•鹽 青紫蘇 (少許)	391	18.7	5.4	3.0
海帶湯	蔥 (5g) 海帶 (2g) •醬油 •鹽 •高湯	8	1.5	0.0	1.1
蔬菜天婦羅	蓮藕 (40g) 蕃薯 (20g) 紅蘿蔔 (20g) 牛蒡 (15g) •麵粉•鹽 •蛋•水 •沙拉油 蘿蔔 (12g) •醬油•料酒 •高湯	269	4.6	13.1	0.8
油菜醃漬	油菜 (50g) •醬油 •高湯 ◆柴魚(少許)	14	1.9	0.1	0.4
計		682	26.7	18.6	5.3

〈晚餐做法的重點〉

家常豆腐　①用熱水氽燙油豆腐去油，切七～八公釐厚大小。②豬肉切五～六公分長，用調味料醃漬。③香菇泡水切成一半，竹筍切薄片，青椒切一口大的三角形，蔥斜切。④加熱中華鍋，把切薄片的薑、大蒜、斜切的辣椒、蔥放入炒。⑤香味溢出後，加豬肉炒，接著放入香菇和竹筍。然後放入青椒快炒。⑥倒入砂糖、味噌、醬油、酒混合的調味汁，快速翻炒。

蘿蔔拌紅蘿蔔　①蘿蔔、紅蘿蔔切細絲，輕洒鹽。②蔥切末，與醬油、麻油、白芝麻、豆瓣醬混合。③水洗蘿蔔、紅蘿蔔，去除鹽分，瀝乾後用②的調味料拌和。

★油炸豆腐即用油所炸的豆腐。當然，與普通豆腐相比，油炸豆腐的卡路里較高，且水分較低，但是蛋白質卻較多。同時，其鈣質也很豐富，一百公克中，一般豆腐約含有一二〇毫克，而油豆腐卻高達二四〇毫克。

「每天入浴，可消除身體疲勞。」

菜單	材　料（分量）	熱　量（Kcal）	蛋白質（g）	脂質（g）	鹽分（g）
飯	飯（190g）	285	5.4	1.0	0.0
中國式蛋花湯	番茄（40g） 洋蔥（20g） 蛋（15g） 蝦米（少許） ・酒 ・沙拉油 ・鹽	53	3.0	2.7	1.2
家常豆腐	油炸豆腐（70g） 切絲豬肉（50g） ・醬油・酒 蔥（25g） 竹筍（15g） 青椒（15g） 香菇（3g） ・味噌・醬油 ・酒・砂糖 ・薑・大蒜 ・辣椒 ・沙拉油	273	21.6	16.4	2.5
蘿蔔拌紅蘿蔔	蘿蔔（70g） 紅蘿蔔（10g） ・鹽 ・蔥 ・淡味醬油 ・白芝麻 ・麻油 ・豆瓣醬	45	1.5	2.7	1.0
計		656	31.5	22.8	4.7
一天的總計		1,987	76.1	66.4	12.3

實踐重點⑮ 蛋白質，應動物性和植物性的予以巧妙配合

我以前曾在報上看過有關禪宗的修行僧，所吃的素食是健康食的報導。據此報導得知，他們不攝取動物性蛋白質，僅攝取蔬菜、豆腐等植物性蛋白質，也就是說，比起一般人的飲食，他們攝取很多可預防動脈硬化的不飽和脂肪酸。協助調查的年齡在二十二～五十歲的十六位修行僧，每個的健康狀態極佳，看不到極端瘦或胖的情形。

這些修行僧的健康狀態，與一輩子沒有攝取動物性蛋白質有否關連，是一很大的問題，但遺憾的是，這篇報導並沒有提及此點。依營養來看，蛋、貝類、魚等良質的動物性蛋白質，有助健康及成長。但由前面的記事可知，巧妙的組合植物性的東西亦是可以。

在午餐中壽司所使用的材料，除三分之一個蛋和澱粉外，沒有動物性的東西，但其蛋白質卻有二三・三公克，比晚餐還多。蛋白質除講求量外，質也是一大問題，若能將動物性和植物性的蛋白質巧妙的組合，更能提高健康的效果。

健康且長壽的生活學

卡路里高的食物，在早餐攝取比在晚餐攝取來得好。

菜單	材料（分量）	熱量（Kcal）	蛋白質（g）	脂質（g）	鹽分（g）
起士	土司（厚1片） 奶油（8g） 草莓果醬（14g）	332	7.7	10.0	1.4
麵包	乳酪（10g）	34	2.3	2.6	0.3
檸檬茶	紅茶（2g） 砂糖（6g） 檸檬（6g）	25	0.4	0.1	0.0
牛奶	牛奶（100c.c.）	69	3.2	4.0	0.0
魚肉馬鈴薯沙拉	馬鈴薯（60g） 洋蔥（10g） 紅蘿蔔（10g） 豌豆（3g） 魚罐頭（20g） 萵苣（10g） ・醋・鹽	115	6.5	4.0	0.8
香蕉	香蕉（50g）	44	0.6	0.1	0.0
計		619	20.7	20.8	2.5

〈早餐做法的重點〉

魚肉馬鈴薯沙拉　①馬鈴薯、紅蘿蔔切塊，先汆燙過。②洋蔥切薄片，洒上鹽，用布包住用水輕輕地洗，瀝乾水分。③把馬鈴薯、紅蘿蔔、洋蔥、豌豆、去汁的魚肉混在一起，再用剩餘的魚汁做成的調味醬拌混。

★起士是營養價值高的乳製品。同時吃乳酪和牛奶。更能有效的攝取鈣質。十公克的乳酪，就能攝取六十三毫克的鈣質，不過，卡路里和鹽分過高是其缺點。有一種鄉村乳酪，標榜低卡路里、低鹽分，擔心肥胖、高血壓的人，可以安心使用。

〈午餐做法的重點〉

豆皮壽司　①把油豆腐切半，置入熱水煮十分鐘，撈起放在竹簍裡。②將瀝乾水的豆腐皮煮三十分鐘，調味料分三、四次加入。③把切絲的青紫蘇和炒過的白芝麻混在壽司飯中，再裝入豆腐皮內。

太捲壽司　①在浸香菇的水裡放入調味用的葫蘆乾，然後將香菇丟入煮。②氽燙鴨兒芹，炒蛋切一公分寬度。③攤開竹片，舖上紫菜片，再舖上飯，然後在離手拿處三分之一的地方擺上材料，邊調整形狀邊捲起來。

菠菜、高麗菜拌和花生　①菠菜氽燙後，用高湯、醬油調味。②高麗菜切絲，待用。③加高湯、醬油、砂糖於花生醬裡，加菠菜、高麗菜拌和。

★花生等乾果類，含有豐富的亞鉛。亞鉛可提高免疫力，另一方面，若攝取不足易引起腎臟障礙。在這兒，爲便於拌和而使用花生醬，若使用炒花生，則更能增添香味。

★吃壽司常會導致攝取蔬菜的不足，因此，若附上一道菜湯、涼拌菜等蔬菜料理，就能使營養均衡。

「坐的時間過久而導致腰痛時，不妨試試更換交叉的左右腳。」

菜單	材　　料 （分量）	熱　量 (Kcal)	蛋白質 (g)	脂質 (g)	鹽分 (g)
豆腐皮壽司、太捲壽司	飯 (240g) ・醋・砂糖 ・鹽・昆布 豆腐皮 (20g) ・砂糖 ・醬油 ・高湯 海苔 (適量) 青紫蘇 (少許) 白芝麻 (少許) 葫蘆乾 (2g) 香菇 (3g) ・砂糖・醬油 鴨兒芹 (5g) 魚肉鬆 (6g) 蛋 (10g) ・砂糖 ◆甜醋醬(10g)	545	14.8	10.1	3.0
菊花豆腐湯	豆腐 (60g) 蔥 (5g) 柚子皮 (少許) ・醬油・鹽 ・高湯	45	4.8	2.3	0.9
菠菜、高麗菜拌和花生	菠菜 (60g) ・醬油 高麗菜 (30g) ・花生醬 ・醬油・砂糖 ・高湯	68	3.7	3.1	0.8
計		658	23.3	15.5	4.7

〈晚餐做法的重點〉

春捲　①豬肉切絲，洒上酒、醬油、太白粉。②蔥、竹筍、香姑切細。冬粉泡水、切約三公分長。③加熱沙拉油、麻油、依照順序放入蔥、豬肉、竹筍、香菇、冬粉炒，用醬油、酒、鹽調味。④在春捲皮正中置冷卻的③，在皮的周圍塗溶於水的麵粉，包成長方形。⑤油炸成赤色，置於盤內，以荷蘭芹裝飾，沾辣醬吃更好吃。

中國式醃菜　①蔬菜切四～五公分，洒上鹽使其變軟。②加入沙拉油，熱油鍋，放入去種子的辣椒加熱，稍冷後加入砂醣、醋。③蔬菜洗淨、瀝乾，置於碗內，倒入②攪拌，冷後才宜吃。

★在中國式的醃菜中，洒鹽可使變軟而減少體積。但是，爲防止攝取鹽分過多，經洒鹽的蔬菜在水洗後再吃較好。醃漬物的鹽分較偏高，而料理時，用油來抑低鹽分也是一方法。能夠放兩、三天的作好的蔬菜非常珍貴。待味滲入後，濾乾汁氣再吃。假如不醃漬久的話，鹽放少一點也行。

健康且長壽的生活學

若患的不是主治醫師專門的疾病，也不要自行選擇醫院，應與主治醫師磋商後再決定。

菜單	材　　料（分量）	熱　量（Kcal）	蛋白質（g）	脂質（g）	鹽分（g）
飯	飯（190g）	285	5.4	1.0	0.0
蛋花湯	蛋（15g） 蔥（5g） ・醬油・鹽 ・太白粉 ・高湯 ・薑汁	40	2.9	1.7	1.1
春　捲	春捲皮（15g） 切片豬肉（40g） ・醬油・酒 ・太白粉 蔥（20g） 竹筍（15g） 香菇（2g） 冬粉（7g） ◆荷蘭芹(3g) {・醬油・酒 ・鹽・沙拉油 ・麻油} ・麵粉 ・沙拉油 {・醬油・醋 ・芥末}	223	11.9	3.9	1.5
中國式醃　菜	高麗菜（70g） 小黃瓜（25g） 紅蘿蔔（12g） 芹菜（12g） ・鹽・沙拉油 ・醋・砂糖 ・紅辣椒	114	1.5	8.2	1.2
計		622	18.8	14.8	3.8
一天的總　計		1,899	62.8	51.1	11.0

實踐重點⑯　可充分攝取食物纖維強有力的方法——「母親的味道」

最近，食物纖維頗成爲話題，到現在爲止，本書也提到好幾次，要讀者們攝取充分的食物纖維。其實，在食物纖維被大力倡導的現代之前，人們在餐桌上就已很重視食物纖維的攝取了。然而，由於飲食生活的西洋化，含有豐富食物纖維的食物，如穀物、蔬菜（尤其是根菜類）、海藻等，即遭人們摒棄，隨之糖尿病、大腸癌等成人病便日益增加。

因此，充分的攝取食物纖維實是不容忽視的。其實，要充分的攝取食物纖維並不難。只要選擇煮蔬菜、煮豆等具有「母親的味道」的食物，就能充分的攝取纖維了。

午餐中的煮羊栖菜，可說是具有「母親的味道」的代表之一，羊栖菜含有豐富的纖維。除羊栖菜外，一般的海草類也都含有豐富的纖維。另外，晚餐中的蒸芋頭也是含有很多纖維的食物。其他含有多纖維的食物尚有：豆類、納豆、豆腐渣、黃豆粉等豆製品，紅蘿蔔、高麗菜、蘿蔔、茄子、花菜等蔬菜，蒟蒻、蕈類等等也都是。

菜單	材料（分量）	熱量（Kcal）	蛋白質（g）	脂質（g）	鹽分（g）
麵包	土司（厚1片） 奶油（8g） 草莓果醬（14g）	332	7.7	10.0	1.4
咖啡牛奶	牛奶（100c.c.） 即溶咖啡（1.6g） 砂糖（6g）	92	3.5	4.0	0.0
通心粉沙拉	通心粉（12g） 小黃瓜（20g） 洋蔥（10g） ・鹽 紅蘿蔔（15g） 火腿（10g） 荷蘭芹（少許） 沙拉醬（10g） 芥末（少許）	148	4.2	9.3	0.7
柳丁	柳丁（80g）	30	0.7	0.1	0.0
計		602	16.1	23.4	2.1

健康且長壽的生活學

早上空腹時的胃，若有東西進入，腸就會活動，而容易產生便意。

〈早餐做法的重點〉

通心粉沙拉　①小黃瓜切絲、煮熟紅蘿蔔切塊、火腿切末。②洋蔥切薄，洒上鹽，用布輕輕的揉。③煮好的通心粉加上①，用芥末、沙拉醬拌和，再洒上切末的荷蘭芹。

★香辛料不僅有減鹽的作用，也有防止料理老套化的作用。芥茉加上沙拉醬後的風味就變了，與一般的通心粉沙拉的風味不同。芥茉和沙拉醬混合成的調味料，用來做涼拌亦相當適宜。

〈午餐做法的重點〉

高麗菜捲　①高麗菜去掉軸的部分，置於鍋內煮，洒上鹽、胡椒。②土司用手撕細片，浸在牛奶裡。③洋蔥切末。④絞肉置於碗內，放入洋蔥、及②的麵包、鹽、肉豆蔻，攪至有黏性止。⑤攤開高麗菜，放④於上包起來。⑥把⑤放入平底鍋，空隙處用多餘的高麗菜塞，加入白醋、肉湯、胡椒、水，用强火煮。在中途加入刻成花型的紅蘿蔔，煮開後轉中火，約煮三、四十分鐘。⑦把高麗菜捲切成易吃大小塊，盛於盤中，再併上高麗菜和紅蘿蔔。

煮羊栖菜　①洗淨乾羊栖菜，浸在水裡。②油炸物先氽燙去油。③熱油鍋，炒油炸物和瀝乾的羊栖菜，加砂糖、醬油調味。④盛於盤中，洒上燙好的豌豆。

★高麗菜爲大家所熟悉的蔬菜，最近在美國更被認爲具有抗癌物質，廣受矚目。高麗菜含有豐富的纖維，每一百公克中即含有一．四公克。所以，高麗菜捲這道菜，可充分攝取纖維。

「擔心蔬菜攝取不足的人，吃沙拉不如吃煮物或涼拌菜。」

菜單	材　料（分量）	熱　量 (Kcal)	蛋白質 (g)	脂質 (g)	鹽分 (g)
麥飯	飯　(140g) 强化麥　(10g)	248	4.8	0.9	0.0
高麗菜捲	高麗菜　(140g) 豬絞肉　(70g) ・鹽・胡椒 ・土司・牛奶 洋蔥　(15g) ・鹽・肉豆蔻 紅蘿蔔　(30g) ・肉湯・胡椒 ・白醋	260	16.3	14.7	2.5
番茄沙拉	番茄　(40g) 洋蔥　(10g) 豌豆　(10g) 萵苣　(10g) 調味醬　(6g)	50	0.7	4.0	0.3
煮羊栖菜	乾羊栖菜　(5g) 油炸物　(5g) ・醬油・砂糖 ・沙拉油 ・高湯 碗豆　(2g)	37	1.7	2.8	0.7
計		595	23.5	22.4	3.5

〈晚餐做法的重點〉

炸鰯魚煮　①鰯魚去頭、內臟，用水洗淨，擦乾水分，沾麵粉油炸。②魚炸好瀝去油，放入高湯煮。③熄火前加入蘿蔔泥。盛於碗內後，洒上切小片的胡蔥。

油菜拌芥末　①把煮好的油菜，瀝乾水分，切三～四公分長。②魚板切薄片。③用高湯、醬油、芥末混合的調味料拌油菜和魚板。

蒸蕃薯　①蕃薯連皮洗淨，切五～六公分厚的輪狀。②入蒸器加熱，蒸約十五分鐘。③盛於皿中，洒上鹽和黑芝麻。

★在綠黃蔬菜中，油菜和菠菜的營養價值高，是家庭料理常被使用的蔬菜。這兩種蔬菜均含有豐富的維他命A、維他命C、鐵分，且含量差不多，唯在鈣質方面，油菜比菠菜來的多。菠菜每一百公克含有五毫克的鐵質，油菜則有二九〇毫克之多。

菜單	材　料（分量）	熱　量 (Kcal)	蛋白質 (g)	脂質 (g)	鹽分 (g)
飯	飯　(190g)	285	5.4	1.0	0.0
豆腐味噌湯	味噌　(12g) 豆腐　(40g) 蔥　(10g) ・高湯	53	4.5	2.2	1.3
炸鰯魚煮	鰯魚　(70g) ・麵粉 ・沙拉油 ・淡味醬油 ・料酒 ・砂糖 ・高湯 蘿蔔　(60g) ◆胡蔥(2g)	257	15.1	15.9	1.1
油菜拌芥末	油菜　(60g) 魚板　(10g) ・醬油 ・高湯 ・芥末	24	3.2	0.3	0.7
蒸蕃薯	蕃薯　(65g) ・鹽・黑芝麻	81	0.8	0.2	0.5
計		700	29.0	19.6	3.6
一天的總計		1,897	68.6	65.4	9.2

健康且長壽的生活學

［溫敷砂袋對怕冷的人相當有幫助。］

實踐重點⑰ 希望善加利用——營養豐富，低卡路里的食品

一九九〇年四月，日本的厚生省變更了「日本人的營養所需量」，依據此，生活活動在中程度的男性，一天所必要的能量是二千卡路里，這比以往的二千三百五十卡路里低了很多，且各年代所需要的能量都大幅的下降了。由此可知，以往的卡路里攝取過多了。

本日的菜單，總卡路里約一七三三卡路里，在「健康菜單」中算是偏低的。或許有人會擔心，攝取低卡路里會使不出力，但誠如我在前面說過，游泳選手古橋廣之進在因糧食不足，曾一天攝取一千卡路里左右的程度，這也打破了世界的記錄。因此，攝取比他多倍的卡路里，應能充分使出力才是。當然，我們寧可說，在食物豐富的現代，攝取低卡路是較有益健康的。

爲壓抑卡路里，希望大家活用的就是低卡路里、沒有卡路里的食品。例如：午餐的裙帶菜、晚餐的金菇、粉條、海草類、蕈類、香菇等都是零卡路里，而含有礦物質類、纖維的「營養食品」，各位應多善加使用。

菜單	材　料（分量）	熱　量（Kcal）	蛋白質（g）	脂質（g）	鹽分（g）
捲麵包	捲麵包（2個） 奶油（8g） 草莓果醬（14g）	349	8.0	11.2	1.3
奶　茶	牛奶（100c.c.） 砂糖（6g） 紅茶（1g）	92	3.4	4.0	0.0
蛋沙拉	蛋（50g） 萵苣（20g） 紅蘿蔔（20g） 小黃瓜（150g） 荷蘭芹（少許） 沙拉醬（8g） 芥末（少許）	156	7.1	12.6	0.3
香　瓜	香瓜（70g）	30	0.5	0.1	0.0
計		627	19.0	27.9	1.6

健康且長壽的生活學

「一旦養成忍受便意的習慣，易變成便祕。」

〈早餐做法的重點〉

蛋沙拉　①煮蛋切輪片。②紅蘿蔔切丁，汆燙。③在舖有萵苣的盤中，依蛋、紅蘿蔔、黃瓜排好，附上沙拉醬。④洒上切末的荷蘭芹。

奶茶　①燒熱水作紅茶。②把溫牛奶倒入紅茶裡。③砂糖依喜好添放。

★蛋含有平衡的必需胺基酸和良質的蛋白質。且料理的方式很豐富，可多加利用。只是，若攝取過多也不好，一天應以一個爲標準。現在早餐的蛋沙拉已用一個蛋了，因此，午餐和晚餐就不再用蛋。

〈午餐做法的重點〉

青椒雞肉 ①把雞肉醃在用醬油、料酒、砂糖混合的汁裡。②加熱平底鍋，炒①炒到有顏色時，洒上白芝麻。③青椒倒入炒。

白菜煮油豆腐 ①將白菜的軸和葉分開，軸縱細切一．五公分。②油豆腐放入高湯內煮。③接著放入白菜的軸，煮到爛爲止，最後再加入白菜的葉，熄火讓其悶一會兒再打開蓋。

涼拌小黃瓜 ①縱切小黃瓜一半後，再切四～五公分長。②用刀背拍打小黃瓜，以醬油和少量的麻油調味，再攙些切絲的薑，待味道滲入後再盛於盤。

★很多人覺得吃飯時若沒有佐以醃漬物，就難以下嚥。不過，醃漬物最令人介意的莫過於它那多量的鹽分了。因此，如何做出淡味的醃漬物，實在得下一番功夫的。「涼拌小黃瓜」，並沒有用鹽漬，僅用油和麻油拌混，風味也很獨特。

「選擇肯仔細聆聽症狀與詳細說明結果的醫生才好。」

菜單	材　　料 （分量）	熱　量 (Kcal)	蛋白質 (g)	脂質 (g)	鹽分 (g)
麥　飯	飯　(160g) 强化麥　(12g)	283	5.5	1.1	0.0
裙帶菜味噌湯	味噌　(12g) ・高湯 裙帶菜　(10g) 蔥　(10g)	27	16.9	4.2	1.3
青椒雞肉	雞胸肉　(70g) ・醬油 ・料酒 ・砂糖 ・沙拉油 ・白芝麻 青椒　(15g)	127	16.9	4.2	1.2
白菜煮油豆腐	白菜　(80g) 油豆腐　(30g) ・淡味醬油 ・砂糖 ・料酒 ・酒 ・高湯	111	7.2	5.3	1.3
涼拌小黃瓜	小黃瓜　(30g) 薑　(少許) ・醬油 ・麻油	11	0.6	0.6	0.2
計		559	32.6	12.0	4.0

〈晚餐做法的重點〉

豬肉燉馬鈴薯　①馬鈴薯切約一口大小，紅蕃蔔切小塊。②洋蔥切片，豌豆洒上鹽，汆燙後瀝乾。③豬肉切四～五公分長，粉條也切成同樣長度，先汆燙過。④熱油鍋，先炒馬鈴薯、紅蕃蔔、洋蔥，接著炒豬肉、粉條，⑤豬肉顏色變後，倒入高湯，用強火煮開，去除浮渣後轉中火煮五分鐘。⑥加入砂糖，一直煮到沒有煮汁止。⑦在熄火前再加入豌豆。

菠菜黃菊拌柚子泥　①汆燙菠菜，冷卻後瀝乾水分，切四～五公分長。②黃菊泡水，汆燙後再泡在水裡，冷卻後去除水分，擠壓汁。③用高湯、醬油、柚子汁拌和菠菜和黃菊。盛於盤內，再附上柚子皮磨成的泥。

★黃菊含有豐富的紅蘿蔔素，維他命B、B_2。具有獨特的香氣，帶點苦味，頗受人喜用。其鮮艷的黃色和菠菜的綠色搭配，看起來很漂亮，能增加餐桌上的氣氛。最近，生的菊花亦可在市場內買到，是可多加利用的素材。

［穿絲襪或用護膝可應付夏天的冷氣症。］

菜單	材　料 （分量）	熱　量 （Kcal）	蛋白質 （g）	脂質 （g）	鹽分 （g）
飯	飯（190g）	285	5.4	1.0	0.0
湯	魚板（10g） 金菇（8g） • 醬油 • 鹽 • 高湯	14	2.2	0.1	1.4
豬肉燉馬鈴薯	豬腿肉（50g） 馬鈴薯（80g） 洋蔥（35g） 紅蘿蔔（20g） 粉條（50g） 豌豆（5g） • 醬油 • 砂糖 • 酒 • 沙拉油	229	14.0	5.0	2.3
菠菜黃菊拌柚子泥	菠菜（60g） 黃菊（1g） • 醬油 • 高湯 柚子（少許）	19	2.3	6.2	0.5
計		547	24.3	6.2	4.2
一天的總計		1,733	75.9	46.1	9.8

實踐重點⑱ 以飽食時代來重估麥飯的效果

有人說，想要在飽食時代中重拾健康的最佳地點，是「土牢」裡，也就是監獄裡。因爲正規的生活與「粗糙的飲食」，會使肥胖的人瘦下來，膽固醇值降下來，以及輕微的糖尿病治癒等。

但是，我想應沒有人願意爲重拾健康而去坐牢吧？不過，老實說，現在監獄裡的飲食營養均衡、卡路里適當，對健康確是相當有益的。

當然，其菜味是難以保證芳香可口的。衆所周知，監獄裡吃的是麥飯。站在營養學的角度來看，麥飯比白米飯優異的多，而在本書「健康菜單」中，就有不少次的午餐用的是麥飯。

這兒所使用的强化麥，比糙米多二倍的鈣，三倍的維他命B，其他如磷、鐵分等也多的多，實在是不可多得的食物。當然，監獄裡的麥飯，麥的比例佔較多，因此，吃起來較難吃。如果將量控制爲米的百分之十五，則初次吃麥飯的人就較不會排斥，相反的受到好風評的還不少哩。

菜單	材　料 （分量）	熱　量 （Kcal）	蛋白質 （g）	脂質 （g）	鹽分 （g）
麵　包	土司（厚1片） 奶油（8g） 草莓果醬（14g）	332	7.7	10.0	1.4
檸檬茶	紅茶（2g） 砂糖（6g） 檸檬（6g）	25	0.4	0.1	0.0
牛　奶	牛奶（100c.c.）	69	3.2	4.0	0.0
涼　拌 蘿　蔔	蘿蔔（70g） 芥末（10g） ・鹽 番茄（20g） 乳酪（12g） 沙拉醬（5g） 芹末（少許）	98	3.8	7.8	1.1
橘　子	橘子（80g）	35	0.6	0.1	0.0
計		559	15.7	22.0	2.5

健康且長壽的生活學

海草類、蔬菜、豆類等，含有很豐富的食物纖維。

〈早餐做法的重點〉

涼拌蘿蔔　①蘿蔔切絲，芹菜沿著纖維縱切細絲，洒上鹽。②在沙拉醬加芥末，製成芥末沙拉醬，用來拌和去除水分的蘿蔔和芹菜。③以切成三角形的乳酪，切薄片的番茄，和芹菜葉裝飾。

★一般人在生吃蘿蔔時以成泥狀的爲多，但是這樣很容易使維他命流到汁裡，就營養來看，像涼拌蘿蔔般切著吃較好。蘿蔔並沒有腥味，很好搭配其他的菜，甚至用來夾麵包亦可。蘿蔔有很多的食物纖維，連同芹菜一起吃，可攝取充分的纖維。

〈午餐做法的重點〉

山芋湯　①高湯加調味料，煮開後冷卻。②山芋切碎後，用磨缽磨出黏性。③山芋少量少量的放入高湯煮，再放入蔥。

什錦菜　①蘿蔔切四公釐長，斜切細絲。紅蘿蔔、小黃瓜切後，洒上鹽。②油豆腐汆燙後切細絲，香菇切絲，放入高湯煮。③將①水洗後瀝乾水分，②也瀝乾高湯的汁氣，洒上白芝麻的醋。

甜煮白豌豆　①洗淨豆子，泡在約三倍的水裡一晚。②連①的汁放入鍋內用中火煮，沸騰後加水，再度沸騰後轉弱火，加蓋煮一小時。這時需注意豆子是否有浸在水裡。③豆子煮到約可用手指壓扁的程度時，加一半的砂糖，十分鐘後熄火燜一會兒。④再開弱火煮十分鐘，加上剩餘的糖和鹽。熄火後再燜一會兒。

★吃再多的山芋飯也不會壞了肚子，這是古來即爲人所知之事。蓋因山芋含有可助消化的纖維質。而纖維多也是芋頭類的特徵。

「即使是慣去的醫院，若對治療法有所疑問，也應在治療途中改變醫院。」

菜單	材　料（分量）	熱　量 (Kcal)	蛋白質 (g)	脂質 (g)	鹽分 (g)
麥　飯	飯（160g） 强化麥（12g）	283	5.5	1.1	0.0
山芋湯	山芋（50g） 蔥（3g） •醬油 •鹽 •高湯	40	2.2	0.2	1.1
烤鰆魚	鰆魚（70g） •醬油•酒 •砂糖 青椒（2條）	142	14.9	6.8	1.3
什錦菜	蘿蔔（50g） 紅蘿蔔（10g） 小黄瓜（20g） •鹽 粉條（25g） 油豆腐（5g） 香菇（1.5g） •砂糖•醬油 •鹽•高湯 •白芝麻•醋 •砂糖•鹽	69	2.6	3.5	1.3
甜　煮 白豌豆	白豌豆（20g） •砂糖（15g） •鹽	124	4.0	0.4	0.1
計		658	29.2	12.0	3.8

〈晚餐做法的重點〉

蜆汁　①蜆在調理前先浸在水裡，用水洗淨。②鍋內放高湯加熱，把味噌和蜆放入煮。③蜆殼開後，盛於碗內，再洒上切末的蔥和胡蔥。

豬排　①豬肉洒上鹽、胡椒。②肉沾麵粉，在打散的蛋汁裡沾沾，再在麵包粉上輕輕的壓壓。③油炸至表面變金黃色，瀝去油切成易吃大小塊，盛於盤上。④配上香菇、青花菜。生香菇去蒂，用網烤。醬油和料酒合併，用刷子刷香菇。青花菜用鹽水燙後，快炒。

鮮奶煮馬鈴薯　①馬鈴薯切塊，放入加鹽的熱水裡煮三分鐘。②倒掉熱水，在放入加有奶油、牛奶、鹽、玉米的鍋裡煮三十分鐘。

★蜆在貝類屬於鈣質含量較多之一。十公克的蜆含有三十二毫克的鈣質。它也含有很多的鐵分，十公克含有一毫克，且富有良質的蛋白質。此外，蜆也有很多的鈣質。因此，在各家庭裡應積極利用才好。

［創造自己方式的柔軟體操，就不致使每天的運動無疾而終。］

菜單	材料（分量）	熱量（Kcal）	蛋白質（g）	脂質（g）	鹽分（g）
飯	飯（190g）	285	5.4	1.0	0.0
蜆汁	味噌（12g） 蜆（10g） 蔥 ・海帶高湯（少許）	28	2.4	0.8	1.3
豬排	豬肉（70g） ・鹽・胡椒 ・麵粉・蛋 ・麵包粉 ・沙拉油 生香菇（20g） ・醬油・料酒 青花菜（20g） ・沙拉油・鹽 ・調味醬 ・芥末	355	16.8	24.7	1.5
鮮奶煮馬鈴薯	馬鈴薯（70g） 牛奶（40g） 玉米（5g） ・奶油・鹽	98	2.7	3.0	0.4
高麗菜漬	高麗菜（60g） 小黃瓜（20g） 薑（少許） ・鹽	17	1.0	0.1	0.8
計		783	28.3	29.6	4.0
一天的總計		2,000	73.2	63.6	10.3

實踐重點⑲　一道菜的重點主義，既低鹽又美味

自古以來，就有酸、甜、苦、辣、鹹五種味道的區分。而有了此五種不同的味道，很自然地食品的種類就增加很多，這可說是古人的智慧，但以現代的「智慧飲食」來替換的話，一道菜的味道若較濃，其他的菜，味道要淡一點。這也是我一再所提的低鹽重點，而這也是既低鹽又美味的要點之一。

低鹽的確是一件很重要的事，但是如果把一切的菜都低鹽而變得淡味的話，一定有很多人覺得缺少味道。因此，若在餐桌上有一道味濃的菜，以滿足口慾，就不會對淡味表示不滿了。

午餐的味噌豬肉烤漬，就是一道味濃的菜餚，而晚餐的鰆魚烤漬也是一道濃烈的菜，應不會有人抗議味道淡吧。有了濃味的料理，那麼，本日的鹽分總量的理想數字，應是九．七公克。不僅限於鹽分，全體的均衡也很重要。

健康且長壽的生活學

「避免肥胖的第一步是，飲食時間規則化。」

菜單	材料（分量）	熱量（Kcal）	蛋白質（g）	脂質（g）	鹽分（g）
捲麵包	麵包（二個） 奶油（8g） 草莓果醬（14g）	349	8.0	11.2	1.3
咖啡牛奶	牛奶（100c.c.） 即溶咖啡（1.6g） 砂糖（6g）	92	3.5	4.0	0.0
大豆沙拉	大豆（9g） 小黃瓜（20g） 芹菜（20g） 紅蘿蔔（20g） 玉米（5g） 蛋（半個） 沙拉醬（10g）	174	7.1	13.1	0.7
鳳梨	鳳梨（60g）	35	0.2	0.1	0.0
計		650	18.8	28.4	2.0

〈早餐做法的重點〉

大豆沙拉　①大豆置於鍋內，加水，一直煮到熟爛止。②把小黃瓜、芹菜、紅蘿蔔，切成與大豆差不多大小塊。紅蘿蔔先氽燙。③把①和②加上玉米，用沙拉醬拌和，配上切片的煮蛋。

★大豆是具有豐富良質蛋白質的高營養價值食品。大豆含有使脂肪易完全溶於血液，促進血液循環良好的成分，而不易患高血壓等成人病。中年以後，易膽固醇值上升，每天吃大豆，預防效果大。

〈午餐做法的重點〉

味噌豬肉烤漬　①把豬肉浸在由味噌、料酒、生薑混合的汁裡一小時。②用網子或烤爐，兩面翻烤。③再把烤青椒附在豬肉上。

煮蔬菜的三杯醋　①紅蘿蔔切絲，豆芽菜洗淨。②各把紅蘿蔔、豆芽菜、豌豆煮好。豌豆切絲瀝乾，將三種蔬菜盛於盤中。③洒上三杯醋、柴魚及炒好的白芝麻於②上。

煮南瓜　①南瓜切塊。②小豆放鍋內加水煮，煮開後把水倒掉。再裝入三倍的水，用弱火煮至八分軟。③南瓜入鍋加湯、砂糖及少量的鹽煮。④南瓜煮至八分軟，倒入小豆煮。

★要燒烤如味噌豬肉烤漬般，脂肪分多的肉和魚時，比起用需加熱油的平底鍋，網烤或烤魚專用爐具，因不需用到油，而較可抑制卡路里，同時，可取去脂肪分，這樣就不會攝取多餘的脂肪，而對健康較有利。

「若有長假，應以「休養」的方式，做次健康檢查。」

菜單	材　料（分量）	熱　量（Kcal）	蛋白質（g）	脂質（g）	鹽分（g）
麥　飯	飯（140g） 强化麥（10g）	248	4.8	0.9	0.0
蛋花湯	蛋（15g） 鴨兒芹（3g） ・醬油 ・鹽 ・太白粉 ・高湯	37	2.9	1.7	1.1
味噌豬肉烤漬	豬里肌肉（70g） 味噌（8g） ・料酒 ・薑 青椒（8g）	213	13.7	13.9	0.8
煮蔬菜的三杯醋	豆芽（50g） 紅蘿蔔（20g） 豌豆（10g） ・淡味醬油 ・醋・砂糖 ・高湯 ・白芝麻	35	2.7	0.6	0.8
煮南瓜	南瓜（60g） 小豆（6g） ・砂糖 ・鹽	87	2.2	0.2	0.3
計		620	26.3	17.3	3.0

〈晚餐做法的重點〉

鰆魚烤漬　①把鰆魚浸於由酒、醬油、磨成泥的大蒜、薑混合的汁裡。②洋蔥、青椒切成五公釐的輪狀。③把鰆魚放在加熱的網上烤，擺在盤內。④將蘿蔔、紅蘿蔔、薑磨成泥混於調味料裡，加上炒好的洋蔥、青椒，淋在鰆魚上，浸漬十分鐘。

煮蘿蔔　①蘿蔔切寬與油豆腐差不多的圓片，約煮一分鐘。②油豆腐加熱去油，張開豆腐皮。③把煮過的蘿蔔置於豆腐皮上，從一邊捲起，兩邊用葫蘆乾綁住。④高湯裡加砂糖、鹽用弱火煮③十五分鐘，再倒入醬油煮十分鐘。⑤一切兩半，在切口處附上用鹽水燙過的豌豆。

★減鹽的一個重點是，不要把鹽或醬油等調味料放在餐桌上。有些人習慣在菜上加鹽、加醬油，這樣便很容易攝取過多的鹽分，所以應首要防止這一點。爲此目的，料理需依規定使用調味料，有必要先調味好。如需用到醬油時，不可直接從容器倒出，應先倒在小碟中，如此也可防止攝取過多。

［初運動者，可由享受走路等運動開始。］

菜單	材　料 （分量）	熱　量 (Kcal)	蛋白質 (g)	脂質 (g)	鹽分 (g)
飯	飯　（190g）	285	5.4	1.0	0.0
芋　頭 味噌湯	味噌　（12g） 芋頭　（40g） 葱　（10g） ・高湯	54	3.9	0.8	1.3
鰆魚烤漬	鰆魚　（70g） ・酒・醬油 ・薑 ・大蒜 洋葱　（35g） 青椒　（15g） ・沙拉油 蘿蔔　（40g） 紅蘿蔔　（10g） 薑　（1g） ・醬油・料酒 ・酒・砂糖	230	16.0	11.8	1.5
煮蘿蔔	蘿蔔　（80g） 油豆腐　（10g） 葫蘆乾　（4g） ・砂糖・醬油 ・鹽・高湯 豌豆　（4g）	81	3.9	3.4	1.1
計		650	29.2	17.0	3.9
一天的 總　計		1,920	74.3	62.7	8.9

實踐重點⑳ 甜食也可成為桌上佳餚

當顧及健康決心減量時，最好絕對不再沾酒。對於愛喝酒的人而言，沒有酒，生活便失去了樂趣。然而，在每天所攝取的卡路里中，酒精的卡路里佔了甚多，爲了健康希望各位只有捨棄了。

酒精或甜點類等是很多人的嗜好品。儘管這些東西在營養學上是沒有價值的，可是一旦被禁止食用，對他們來說，宛如被奪走了生活的樂趣一般。其實，我們毋需全面禁止的，只要顧及量和卡路里，花點腦筋來攝取即可。

例如，本日午餐中的咖啡軟糖即可供各位參考。軟糖類，本就是屬低卡路里，若在家裡做，可比市面所售的更壓低甜味，更抑止卡路里。如此，喜歡甜食的人就可得到滿足感了。

菜單	材　料（分量）	熱　量（Kcal）	蛋白質（g）	脂質（g）	鹽分（g）
麵　包	土司（厚1片） 奶油（8g） 草莓果醬（14g）	332	7.7	10.0	1.4
紅　茶	紅茶（2g） 砂糖（6g）	23	0.4	0.1	0.0
酸　乳	酸乳（60g） 砂糖（4g）	51	1.9	1.8	0.0
炒　蛋	蛋（1個） 牛奶（5c.c.） •奶油 •鹽•胡椒	107	6.3	8.3	0.6
炒青花菜	青花菜（30g） •沙拉油 •鹽•胡椒	31	1.8	2.0	0.3
葡　萄	葡萄（80g）	45	0.4	0.1	0.0
計		587	18.5	22.3	2.3

健康且長壽的生活學

吃水果既可攝取水分，又可攝取食物纖維，因此水果可說是一箭雙鵰的食物。

〈早餐做法的重點〉

炒蛋　①蛋打散，加牛奶、鹽、胡椒。使其不起泡沫地攪拌。②熱鍋加奶油，把①放入，用鍋鏟快炒。

炒青花菜　①青花菜切成易吃大小塊，先汆燙過。②熱油鍋炒青花菜，用鹽、醬油、胡椒調味。

★青花菜是含有豐富維他命和礦物質的蔬菜，具有壓抑癌症發生的功能。不過，豐富的維他命C在烹煮的過程中約有一半易遭破壞。

〈午餐做法的重點〉

義大利麵　①洋蔥切末，用弱火炒四十～五十分鐘，炒至顏色變濃褐色止，再加入切末的薑和大蒜。②炒絞肉和紅蘿蔔，肉色變時再加麵粉炒，倒入調味料煮約二十分鐘。③義大利麵放入高湯煮。④煮好後再用油，加鹽、胡椒快炒，起鍋後淋上②，再洒上起士粉。

咖啡軟糖　①明膠倒入約三倍的水。②即溶咖啡加砂糖煮溶。③把①放入②溶解，稍涼後倒入模型，放入冰箱冷藏。④鮮奶加砂糖打泡沫狀。⑤取出凝固的模型，倒在盤上，加糖漿，用鮮奶裝飾。

★義大利麵中所使用的絞肉，約五十公克的量就足矣。本午餐的蛋白源是義大利麵的麵粉、絞肉以及豆腐沙拉的豆腐，而如此般的動物性與植物性的組合，是相當理想的。這裡的義大利麵是先煮過再炒，如果不炒的話，卡路里更低。

★咖啡軟糖雖然卡路里很低，但得注意鮮奶和糖漿的使用。

「為保持健康，一天應以走一萬步，約五公里為目標。」

菜單	材　料 （分量）	熱　量 （Kcal）	蛋白質 （g）	脂質 （g）	鹽分 （g）
義大利麵	義大利麵　（90g） ・沙拉油 ・鹽・胡椒 絞肉　（50g） 洋蔥　（50g） 紅蘿蔔　（10g） 薑　（少許） 大蒜　（少許） ・沙拉油 ・番茄醬 ・辣醬 ・肉湯 ・麵粉 ・鹽・白醋 ◆起士粉（少許）	571	22.2	18.0	3.0
豆腐沙拉	豆腐　（60g） 番茄　（20g） 小黃瓜　（15g） 紅蘿蔔　（15g） 玉米　（10g） 萵苣　（10g） ・醋・醬油 ・沙拉油 ・洋蔥 ・胡椒	79	4.6	4.3	0.5
咖啡軟糖	即溶咖啡　（0.7g） ・砂糖・明膠 鮮奶　（5g） ・砂糖 糖漿　（16g）	60	1.4	2.3	0.0
計		710	28.2	24.6	3.5

〈晚餐做法的重要〉

炸三色白魚 ①鱈魚切片洒鹽，瀝乾水分洒上麵粉。②蛋白加水打散，把①浸入，再沾切成一公分的冬粉、切片的銀杏，及黑芝麻，放入油鍋炸。③盤上舖紙盛上魚，再配上炸好的青椒及切片的檸檬。

深山和 ①雞胸肉用網架烤好後，用手撕成細絲。生香菇也是烤過後細切。②鴨兒芹切兩公分的長度。③去掉蘿蔔泥水分，加入雞胸肉和香菇。④用醋、醬油、鹽調味，再洒上鴨兒芹。

★炸三色白魚時，用的外衣冬粉、銀杏、黑芝麻非常芳香。只要再淋上檸檬汁就非常好吃。很多人吃油炸物時喜歡沾調味醬吃，可是這麼一來，素材的味道就被蓋掉了，而且容易攝取過多的鹽分。爲防止此點，在外衣上加點工夫就是個好方法，如此只要有檸檬的酸味佐味，就很好吃了。

★深山和的吃法也是減鹽類型的一品，用網子將材料烤得香味四溢，再加點有香味的鴨兒芹或香菇，真是令人垂涎。

身體有不適的時候，千萬不可「自我診斷」，即使是小毛病也要看醫生。

菜單	材　料 （分量）	熱　量 （Kcal）	蛋白質 （g）	脂質 （g）	鹽分 （g）
飯	飯　（190g）	285	5.4	1.0	0.0
白　菜 味噌湯	味噌　（12g） 白菜　（40g） 油豆腐　（2g） • 高湯	36	2.9	1.4	1.3
炸三色 白　魚	鱈魚　（70g） • 鹽 • 麵粉 • 蛋 冬粉　（7g） 銀杏　（8g） 黑芝麻　（4g） 青椒　（12g） • 沙拉油 ◆ 檸檬（12g）	264	14.7	17.1	0.7
深山和	蘿蔔　（60g） 雞胸肉　（15g） 香菇　（10g） 鴨兒芹　（4g） • 醋 • 鹽 • 淡味醬油	29	4.5	0.2	0.6
醃漬物	醃漬物　（12g）	4	0.2	0.0	0.9
計		618	27.7	19.7	3.5
一天的 總　計		1,917	74.4	66.6	9.3

實踐重點㉑ 要丟棄的蔬菜有「福」了

聽說可同時攝取多種類蔬菜的料理之一——大鍋菜，是禪宗和尚因捨不得丟棄蔬菜而想出來的。要丟棄的東西，也能變成很好的料理。在現代的飲食生活中，故意丟棄營養價值高食物的情形常常可見。蘿蔔和蕪菁葉即是。

比起菠菜，這些葉子更含有豐富的鈣質和維他命C，而丟棄它們不用，可說是現代人不用腦筋吃的證據之一。

午餐中的蕪菁煮培根，即是連蕪菁葉子也一起使用，雖有點苦味，但別具一番風味。其他如切細拌在飯裡做菜飯等做法，也別具滋味。所以我說要丟掉的蔬菜有福了。

另外，很多人毫不在意的把魚頭等給丟棄了，這也是相當可惜的事。其書中曾寫道：「人過四十應多吃魚頭」，因爲魚頭含有豐富的可預防膽固醇沈著的多醣類，因此，在此力勸各位多吃鰤魚、鮭魚等的頭。巧妙的吃常被丟棄的「營養食品」，也是「智慧飲食」的重點。

健康且長壽的生活學

〔若坐火車的時間很長，應時時改變坐姿。〕

菜單	材料（分量）	熱量（Kcal）	蛋白質（g）	脂質（g）	鹽分（g）
麵包	土司（2片） 奶油（8g） 草莓果醬（14g）	384	9.3	10.8	1.6
牛奶	牛奶（180c.c.）	124	5.8	7.2	0.0
鳳梨果汁	濃縮鳳梨果汁（30c.c.）	49	0.0	0.0	0.0
南瓜沙拉	南瓜（50g） 豌豆（10g） 萵苣（10g） 鮭魚罐頭（20g） 蛋（半個） 沙拉醬（5g）	153	8.8	8.6	0.3
香蕉	香蕉（50g）	44	0.6	0.1	0.0
計		754	24.5	26.7	1.9

〈早餐做法的重點〉

南瓜沙拉　①南瓜切大塊，放入蒸器內蒸軟。稍涼後切一公分厚的塊狀。②豌豆去筋，煮後切四公分長。③器皿上舖萵苣，再把南瓜、豌豆、去汁的鮭罐，切片的煮蛋，漂亮的擺好再淋上沙拉醬。

★比起生魚，魚罐頭的熱量高很多。而水煮鮭罐的卡路里和鹽分較低，且含有很多的蛋白質

★豌豆有豐富的纖維。且是配菜的好配角，在料理時是不可忽略的素材。

〈午餐做法的重點〉

香漬鮪魚 ①鮪魚沾鹽、胡椒、麵粉，用油炸。②洋蔥切片泡在水裡，取出瀝乾水分。③把檸檬汁、白葡萄酒、其他的調味料，及大蒜加入肉湯裡。④在魚身上放洋蔥，淋上③的調味料，洒點胡蔥，再以切成兩半的小番茄裝飾。

蕪菁培根煮 ①蕪菁去皮，切成一半。②蕪菁葉氽燙過，瀝乾水分後切四公分長。③培根先用熱水氽燙去油，切四～五公分寬。④把蕪菁、培根放入肉湯煮，用鹽、胡椒調味。⑤最後再放入蕪菁葉子煮。

★糟糠漬雖也是醃漬物，但比鹽漬和味噌漬的鹽分低很多。而且，糟糠漬具有使醃漬的蔬菜增加維他命B_1的效果。例如：生小黃瓜，一百公克中含維他命B_1僅〇·〇四毫克，但糟糠漬後卻含有〇·二毫克，是原來的五倍。醃漬物中值得推薦的糟糠漬，也不能吃得過多，否則仍有攝取鹽分過多之虞。吃醃漬物時，加醬油的人特別多，爲預防攝取過多的鹽分，應培養不加醬油的習慣。

〔禮拜天不在家「睡懶覺」，應從事輕鬆點的運動。〕

菜單	材　料 （分量）	熱　量 （Kcal）	蛋白質 （g）	脂質 （g）	鹽分 （g）
麥　飯	飯　（160g） 强化麥　（12g）	283	5.5	1.1	0.0
馬鈴薯味噌湯	味噌　（12g） 馬鈴薯　（40g） 裙帶菜　（6g） ・高湯	55	2.8	0.8	1.3
香漬鮪魚	鮪魚　（70g） ・鹽・胡椒 ・麵粉 ・沙拉油 洋蔥　（30g） 胡蔥　（2g） 大蒜　（少許） ・醋・檸檬汁 ・白葡萄酒 ・鹽・砂糖 ・肉湯 小番茄　（20g）	172	17.2	7.4	2.1
蕪菁培根煮	蕪菁　（70g） 蕪菁葉　（20g） 培根　（10g） ・肉湯・鹽 ・胡椒 ・白醋	60	2.3	4.0	0.9
糟糠漬	黄瓜　（15g） 紅蘿蔔　（10g）	5	0.3	0.0	0.4
計		575	28.1	13.3	4.7

〈晚餐做法的重點〉

麻婆豆腐 ①豆腐切塊，汆燙後撈起待用。②蔥、薑、大蒜切末待用。③把豆瓣醬、味噌、醬油、砂糖、酒、中華湯精放在碗內，攪一攪。④熱油鍋炒②，香味散出即放入絞肉，然後倒入③。⑤將④煮開後放入豆腐，輕輕的攪動，然後改弱火。用太白粉勾芡，淋麻油，再灑上胡蔥。

廣東式蔬菜甜醋漬 ①高麗菜切約四～五公分長，小黃瓜、紅蘿蔔切絲，灑鹽，待水分出來，瀝乾。②醋加糖混合。③把②淋在瀝乾的高麗菜、小黃瓜、紅蘿蔔上，加上切絲的薑，醃漬一會兒。

★中國菜中常會用到很多種類的蔬菜，因此比較能攝取足量的蔬菜。不過，麻婆豆腐卻是蔬菜使用少的一道菜。所以，副菜中有必要添加蔬菜的料理。不僅限於麻婆豆腐，大多數的中國菜是用油炒，因而頗讓人擔心會攝取過多的油。而廣東式蔬菜甜醋漬，調理時無需用油，實是一道恰好的搭配菜。

「躺下來，順時鐘按摩或指壓肚子，可預防、解消便祕。」

菜單	材　料（分量）	熱　量（Kcal）	蛋白質（g）	脂質（g）	鹽分（g）
飯	飯　（190g）	285	5.4	1.0	0.0
蛋花湯	蛋　（15g） 鴨兒芹　（少許） • 醬油 • 鹽 • 太白粉 • 高湯	35	2.8	1.7	1.3
麻婆豆腐	豆腐　（150g） 絞肉　（30g） 蔥　（10g） • 薑 • 大蒜 • 沙拉油 • 味噌 • 醬油 • 砂糖 • 豆瓣醬 • 中華湯精 • 紅辣椒 • 太白粉 • 麻油 ◆ 胡蔥　（2g）	276	15.6	2.0	2.0
廣東式蔬菜甜醋漬	高麗菜　（50g） 小黃瓜　（25g） 紅蘿蔔　（25g） 薑　（3g） • 醋 • 砂糖 • 鹽	49	1.3	0.3	0.8
榨　菜	榨菜　（15g）	5	0.5	0.0	0.3
計		650	25.6	23.0	4.4
一天的總　計		1,979	78.2	63.0	11.1

實踐重點㉒ 早餐吃得好，既得健康又得長壽

到現在爲止，應有不少讀者發現到，「菜單」三餐中的早餐，佔的分量相當重。以卡路里來說，早餐最高的日子不少，蛋白質也攝取相當多。一般說來，大多數的人皆主張早餐吃簡單點，而午餐和晚餐，尤其是晚餐這頓，要吃多一點。但是，以營養學的立場而言，不可偏於那一餐，理想的攝取方法應是把一天的總能量均分爲三等分。

我列出的早餐，不外是麵包、飲料、乳製品、沙拉、水果，並沒有什麼與衆不同。但只要照菜單吃，就能在營養方面或卡路里方面做均衡的攝取。

最近的年輕人較缺乏體力、氣力，皆起因於過著不吃早餐的生活，至於中年以後的人，晚餐吃簡單點，對健康上較有益。

晚餐若吃太多易變胖，此點已有很多的研究加以證明了，因此，「早餐多吃，晚餐少吃」的重點，實值得大家遵行。

菜單	材料（分量）	熱量（Kcal）	蛋白質（g）	脂質（g）	鹽分（g）
麵包	土司（厚1片） 奶油（8g） 草莓果醬（14g）	332	7.7	10.0	1.4
檸檬茶	紅茶（2g） 砂糖（6g） 檸檬（6g）	25	0.4	0.1	0.0
酸乳	加糖酸乳（130g）	23	0.6	0.1	0.0
馬鈴薯菜豆沙拉	馬鈴薯（30g） 菜豆（20g） 番茄（50g） 調味醬（6g）	72	1.5	4.2	0.5
李子乾紅茶	李子乾（16g） 紅茶（少許） 檸檬（少許） • 砂糖	42	0.4	0.0	0.0
計		494	10.6	14.4	1.9

健康且長壽的生活學

一天喝兩、三杯濃烈的咖啡，是不會成為問題的。

〈早餐做法的重點〉

馬鈴薯菜豆沙拉 ①馬鈴薯切塊，菜豆切同樣的長度，都先氽燙過。②盤旁以切半月薄片的番茄裝飾，再放入用調味醬拌和的馬鈴薯和菜豆。

李子乾紅茶 ①李子乾氽燙後瀝乾。②把李子乾放入紅茶，加砂糖、檸檬，以弱火煮。

★一般人尚不太會使用李子乾爲素材，然而李子乾含有很多的鐵分，及豐富的纖維。應積極的安排在菜單中。

〈午餐做法的重點〉

辣咖哩　①洋蔥切末，炒約四十～五十分鐘，待顏色變濃褐色止。接著，加上切末的薑和大蒜。②加上麵粉，不要炒焦，待肉的顏色改變放入咖哩粉，再加入切絲的青椒。③肉湯內加入番茄醤，煮約四十分鐘，用鹽調味，再加入葡萄乾。④用碗盛飯，淋上辣咖哩，洒上青豌豆，及切片的煮蛋。

綠色沙拉　①萵苣洗淨撕成易吃大小塊，瀝乾水分。②小黃瓜切片約三～四公釐厚。③芹菜沿著纖維縱薄切。④舖萵苣於盤上，再依序放入小黃瓜、小番茄、芹菜，然後淋上調味醤。

★辣咖哩飯頗受人們喜愛，唯吃的時候應注意鹽分的攝取。外面所賣的，單是咖哩就有三・〇公克。其實，炒的洋蔥加上咖哩的風味就夠令人垂涎欲滴了，因此鹽分可少加。葡萄乾的使用，可增加甜味。

「醫院以在三、四十分鐘以內即能到達的較理想。」

菜單	材　料 （分量）	熱　量 (Kcal)	蛋白質 (g)	脂質 (g)	鹽分 (g)
辣咖哩	飯 （220g） 絞肉 （60g） 洋蔥 （70g） • 沙拉油 青椒 （10g） 葡萄乾 （3g） 薑 （2g） 大蒜 （少許） 綠豌豆 （10g） 蛋 （半個） • 番茄醬 • 麵粉 • 咖哩粉 • 鹽 • 肉湯 • 白醋	625	22.3	20.3	1.9
綠色沙拉	萵苣 （20g） 小黃瓜 （15g） 小番茄 （15g） 芹菜 （10g） 調味料 （6g）	45	0.6	4.2	0.3
柳　丁	柳丁 （80g）	30	0.7	0.1	0.0
計		700	23.6	24.6	2.2

〈晚餐做法的重點〉

煮鰈魚　①鰈魚先氽燙過，以去除腥味。②牛蒡切四～五公分長，裙帶菜泡水後，切成易吃大小狀。③以調味料作煮汁，加薑煮開，放入鰈魚煮。④用煮鰈魚所剩的汁煮牛蒡和裙帶菜。

炒豆腐　①豆腐包在布裡去除水分，蛋打散先炒好待用。②紅蘿蔔切絲，豌豆煮好。③煮油鍋炒紅蘿蔔，加①的豆腐和蛋炒。④加調味料調味，最後放上豌豆。

馬鈴薯拌和梅子　①馬鈴薯切絲泡水。②鍋內的水沸騰時，倒入瀝乾水分的馬鈴薯，煮好後撈起再泡在水裡。④梅乾去子，用菜刀切細，加上料酒。④用③拌瀝乾水的馬鈴薯，再洒上切絲的青紫蘇。

★煮魚時所用的煮汁宜少。煮汁若太多，營養分和甜味會流失於煮汁內。另外，待煮汁煮開後再放入魚，是因爲熱會使魚表面的蛋白質凝固，而不致使成分流出。

「在前晚就把食器準備好，可更便於做早餐。」

菜單	材　料 （分量）	熱　量 (Kcal)	蛋白質 (g)	脂質 (g)	鹽分 (g)
飯	飯（190g）	285	5.4	1.0	0.0
豆芽菜味噌湯	味噌（12g） 豆芽菜（40g） 油豆腐（3g） •高湯	51	5.0	1.8	1.3
煮鰈魚	鰈魚（70g） 牛蒡（25g） 裙帶菜（10g） •醬油 •料酒•砂糖 •酒•薑	127	15.1	1.6	1.5
炒豆腐	豆腐（60g） 紅蘿蔔（12g） 豌豆（4g） •沙拉油 •砂糖•醬油 •料酒•鹽 蛋（10g）	92	5.0	5.4	0.8
馬鈴薯拌和梅子	馬鈴薯（50g） 梅乾（3g） •料酒 •青紫蘇 （少許）	45	1.0	0.1	0.6
計		600	31.5	9.9	4.2
一天的總計		1,794	65.7	48.9	8.3

實踐重點㉓ 盛菜的器皿是「智慧飲食」的隱藏味道

提到白煮蛋，很多人不認爲單是把蛋煮熟的白煮蛋是一種料理，然而，看似尋常無奈的白煮蛋，卻也有成爲美食家評論一品料理的例子。在京都有一叫瓢亭的高級料理，以早粥爲有名，而伴隨粥一起出來的就是切爲兩半的半熟蛋及黑芝麻。

這名爲瓢亭蛋的粥，我不知是否有獨特的煮方，但就其器皿的搭配來看，實是讓白煮蛋升格爲一品料理的最佳例子。

因爲吃飯時，若能使舌頭、眼睛都達到享受、滿足的效果，則更能使進餐者享受用餐的樂趣。

也有很多人認爲器皿與健康無關，但絕對不是如此的。胃是易受感情影響的臟器，因義務而勉强吃和享受地吃時的胃，狀況絕不相同。在壓力病多的現代社會中，快樂的享用三餐，不啻是解除壓力，維持元氣的秘訣之一。

健康且長壽的生活學
以肉食為中心的飲食，消化良好與否乃造成便秘的原因。

菜單	材料（分量）	熱量（Kcal）	蛋白質（g）	脂質（g）	鹽分（g）
麵包	土司（2片） 奶油（8g） 草莓果醬（14g）	384	9.3	10.8	1.6
咖啡牛奶	牛奶（100c.c.） 即溶咖啡（1.6g） 砂糖（6g）	92	3.5	4.0	0.0
黃白沙拉	小黃瓜（20g） 萵苣（15g） 芹菜（10g） 蘿蔔（5g） 蛋（20g） 調味醬（6g）	76	3.1	6.2	0.4
葡萄柚	葡萄柚（80g）	29	0.6	0.1	0.0
計		581	16.5	21.1	2.0

〈早餐做法的重點〉

黃白沙拉　①小黃瓜縱切一半，再斜切片。芹菜沿纖維切薄片。②把白煮蛋的蛋白和蛋黃分開，捏碎。③盤上舖萵苣，放上小黃瓜、芹菜、蘿蔔，然後先洒上蛋白，再洒上蛋黃，最後淋上調味醬。

★葡萄柚具有清除血管污穢物的作用。亦即，可降低膽固醇。而爲提高葡萄柚的效果，比起打成果汁，用像吃橘子方法，連薄皮一起吃的方法較佳。薄皮含有此種水果的重要營養分。

〈午餐做法的重點〉

煎豬肉　①豬肉去筋，醃漬於醬油和酒的調味汁裡，然後用油煎。②待表面變色加糖煮。③最後，洒上胡蔥，附上沙拉菜。

瓢亭蛋　①把蛋放入鍋內，煮四～五分鐘，取出放在冷水裡。②去蛋殼，用繩子切兩半。③洒上黑芝麻，削去一點蛋白底部部分，放在「煎豬肉」旁。

拌和豆芽菜　①先將豆芽菜、切絲的青椒氽燙過。②蔥、薑、大蒜切末，與白芝麻一起拌和調味料，再加入去除水分的①拌和。

★豆芽菜是一種便宜且一年四季皆可買到的蔬菜。一般咸認爲，植物中所含的維他命、礦物質類，在種子發芽時所含最多，因此，豆芽菜的營養價值得到很高的評價。但是，這僅指在家庭等理想場所所栽培的新鮮豆芽菜而言，市面上所賣的則無法有此期待。不過，無論如何，它含有豐富的纖維，所以應選擇新鮮的使用。若泡水時間過久維他命易流失，應儘量避免。

健康且長壽的生活學

「在浴缸中做扭腰動作一～二分鐘，有助於清除便秘。」

菜單	材　料 （分量）	熱　量 (Kcal)	蛋白質 (g)	脂質 (g)	鹽分 (g)
麥　飯	飯　（160g） 强化麥　（12g）	283	5.5	1.1	0.0
南　瓜 味噌湯	味噌　（12g） 南瓜　（30g） 香菇　（10g） ・高湯	46	2.4	0.8	1.3
煎豬肉	豬肉　（70g） ・醬油 ・酒 ・砂糖 ・沙拉油 胡蔥　（少許） 沙拉菜　（8g）	206	13.1	14.5	1.0
瓢亭蛋	蛋　（半個） 黑芝麻　（少許）	42	3.1	2.9	0.0
拌和豆 芽　菜	豆芽菜　（60g） ・鹽 青椒　（12g） ・鹽 ・蔥・薑 ・大蒜 ・白芝麻 ・麻油 ・淡味醬油 ・辣椒・胡椒	36	2.5	1.6	0.7
計		613	26.6	20.9	3.0

〈晚餐做法的重點〉

煮銀帶　①銀帶沾水溶麵粉爲外衣，用油炸。②把高湯、醬油、醋倒入鍋內煮，煮開後放入炸好的銀帶煮。③待全部都被煮汁滲透後，放入蘿蔔泥熄火。盛盤後洒上切末的胡蔥。

蕃薯鳳梨　①蕃薯去皮，放在鍋裡煮爛。②取出罐頭內的鳳梨，切一公分大小，汁待用。③用砂糖、少量的鹽、水、鳳梨汁和蕃薯，邊攪拌邊用火煮，最後再加上鳳梨。

茼蒿菜拌辣油　①把煮好的茼蒿菜切四公分長。②油豆腐過熱水去油，置於網上烤至香味出，注意不要燒焦。縱切一半後再細切五公釐寬。③醬油加芥末調和，然後拌和茼蒿和油豆腐。

★銀帶和鰻魚一樣，在魚類中屬於維他命A含量多的魚。維他命A具有永保皮膚年輕的功能，但若攝取過多則會引發具危險性的過剩症。不過，一般正常的攝取則不必擔心此點的。

[牙齒有毛病一定要治，這樣才能咀嚼硬而纖維多的東西。]

菜單	材　料 （分量）	熱　量 （Kcal）	蛋白質 （g）	脂質 （g）	鹽分 （g）
飯	飯　（170g）	249	4.8	0.9	0.0
豆腐湯	豆腐　（50g） 蘿蔔　（5g） •醬油•鹽 •高湯	40	4.6	2.0	1.2
煮銀帶	銀帶　（70g） •麵粉•水 •沙拉油 •醬油•醋 •高湯 蘿蔔　（60g） 胡蔥　（2g）	263	11.0	18.7	0.8
茼蒿菜拌辣油	茼蒿菜　（50g） 油豆腐　（3g） •醬油 •高湯 •芥末	24	2.4	1.2	0.5
蕃薯鳳梨	蕃薯　（70g） 鳳梨　（12g） •砂糖•鹽	126	0.8	0.1	0.3
計		702	23.6	22.9	2.8
一天的總計		1,896	66.7	64.9	7.8

實踐重點㉔為提高精神，需考究醋漬物

以往，在馬戲團裡表演特技的人，爲保有柔軟的身體，非常盛行喝醋。當然，這種做法只是一種迷信罷了，喝了醋，並不會使骨、關節變軟的。而特技人員喝醋是另有原因的，那就是去除疲勞。因爲醋中的有機酸具有消除疲勞的效果。

諸如此般的，因醋有益於健康，而特意喝醋的，大有人在，但倒也不必勉強喝難以下嚥的醋，只消吃醋漬物，或用醋所做的料理就足夠了。把醋漬物列於菜單，不僅使料理的味道起變化，也增加用餐的樂趣。

但是，雖說醋漬物不錯，但經常吃終會厭倦的，因此需時時下點功夫，改變一下眼睛的享受。爲此目的，這兒特別介紹一道醋拌菠菜。由於香味誘人，相信討厭醋的人也會喜愛。

健康且長壽的生活學

早上起床或晚上入睡前的淋浴，水溫要熱點。

菜單	材料（分量）	熱量（Kcal）	蛋白質（g）	脂質（g）	鹽分（g）
麵包	土司（2片） 奶油（8g） 草莓果醬（14g）	384	9.3	10.8	1.6
鳳梨汁	濃縮鳳梨果汁（30c.c.）	49	0.0	0.0	0.0
酸乳	加糖酸乳（130g）	109	5.2	1.2	0.0
半熟蛋	蛋（1個）	81	6.2	5.6	0.2
紅蘿蔔沙拉	紅蘿蔔（40g） 洋蔥（10g） 葡萄乾（3g） 萵苣（10g） 荷蘭芹（0.4g） 調味醬（8g）	74	0.8	5.1	0.4
香蕉	香蕉（50g）	44	0.6	0.1	0.0
計		741	22.1	22.8	2.2

〈早餐做法的重點〉

紅蘿蔔沙拉　①紅蘿蔔切細，先汆燙過。洋蔥切薄片泡在水裡，取出瀝乾水分。萵苣洗淨撕成易吃大小塊，瀝乾水分。②把紅蘿蔔、洋蔥、葡萄乾合在一起，用調味醬拌和。③盤上鋪萵苣，放上②，再洒上切末的荷蘭芹。

半熟蛋　煮蛋的硬度由沸騰後的時間決定。半熟的情形是沸騰後約四分三十秒，而取出後要馬上放入冷水，以防止餘熱使蛋黃更凝固。至於全熟則要沸騰後煮十二分鐘。

★紅蘿蔔是含有豐富蘿蔔素的蔬菜代表。且食物纖維也很豐富，單是紅蘿蔔沙拉就可攝取到一公克的量。

〈午餐做法的重點〉

肉湯　①豬肉切片，蒟蒻切塊，汆燙後待用。②蘿蔔、紅蘿蔔切塊，牛蒡切塊泡水去澀味。③高湯入鍋，放①、②的材料煮，煮軟後放入味噌熄火。④最後洒上切末的胡蔥。

醋漬小黃瓜　①小黃瓜切薄片，洒鹽放置一會待用。②裙帶菜洗淨，汆燙後放在水裡。③把小黃瓜瀝乾水，加瀝乾水的裙帶菜，用兩杯醋拌和。

花菜豆甜煮　①花菜豆洗淨，放在約三倍的水裡浸一晚。②用較厚的鍋連①的水一起用中火煮。沸騰後加入少量的水，再次沸騰後，改弱火煮一小時。這時，需注意花菜豆有否浸在水裡。③豆子若能用手指壓扁時，即放入一半的砂糖，十分鐘後熄火，放置一會。④再用弱火煮十分鐘，加入剩下的糖和鹽。

★醋漬小黃瓜裡使用了小黃瓜和裙帶菜爲素材，而裙帶菜可使食者攝取豐富的碘。

健康且長壽的生活學

〔穿質料優良的緊身褲，可防止腰、下半身受冷。〕

菜單	材　料（分量）	熱　量（Kcal）	蛋白質（g）	脂質（g）	鹽分（g）
麥　飯	飯（160g） 强化麥（12g）	283	5.5	1.1	0.0
肉　湯	味噌（10g） 豬腿肉（15g） 蒟蒻（30g） 蘿蔔（20g） 紅蘿蔔（10g） 牛蒡（10g） 蔥（5g） ・高湯	57	5.5	1.2	1.2
炒魷魚	乾魷魚（70g） 蘿蔔（50g） ◆胡蔥（1g） ・醬油	116	14.7	4.9	2.4
醋　漬小黃瓜	小黃瓜（40g） ・鹽 裙帶菜（10g） ・醋・醬油 ・高湯 蘘荷（3g）	8	1.1	0.2	0.8
花菜豆甜　煮	花菜豆（20g） ・砂糖（15g） ・鹽	124	4.0	0.4	0.1
計		588	30.8	7.8	4.5

〈晚餐做法的重點〉

烤雞肉 ①雞肉放在醬油和甜醬的混合汁裡浸十五分鐘。②加熱網，烤雞肉。當兩面顏色略變時再沾汁烤，如此反覆兩、三次。③切成三公分長的蔥和秋葵，也放在網上烤，以不燒焦爲原則。

炒蓮藕 ①蓮藕和紅蘿蔔切約三釐米厚的粗絲。②辣椒去種子切絲。③熱油鍋，炒②的辣椒，接著炒紅蘿蔔和蓮藕。④加入醬油、酒，砂糖，粉末高湯，一直炒到沒有汁氣止。

醋拌菠菜 ①菠菜氽燙後放入水裡，瀝乾後切四～五公分長。②玉蕈去蒂，氽燙後瀝乾。③胡桃去皮用刀粗刻後，加砂糖、醬油、醋混合。③加菠菜、玉蕈拌和。

★在一般家庭裡，多用平底鍋來調理烤的料理，然而用網烤則能去除多餘的油分，進而抑止過多卡路里。

健康且長壽的生活學

「泡溫水澡能消除疲勞。」

菜單	材料（分量）	熱量（Kcal）	蛋白質（g）	脂質（g）	鹽分（g）
飯	飯（190g）	285	5.4	1.0	0.0
豆腐湯	豆腐（40g） 蘿蔔（5g） •醬油•鹽 •高湯•柚子	34	4.0	1.6	1.2
烤雞肉	雞胸肉（60g） •醬油•料酒 蔥（30g） 秋葵（10g）	113	11.8	4.4	1.1
炒蓮藕	蓮藕（40g） 紅蘿蔔（10g） •沙拉油 •醬油 •酒•砂糖 •高湯 •麻油 •辣椒	76	1.2	3.5	0.7
醋拌菠菜	菠菜（50g） 玉蕈（10g） •胡桃 •淡味醬油 •砂糖•醋	46	2.8	2.6	0.5
計		554	25.2	13.1	3.5
一天的總計		1,883	78.1	43.7	10.2

實踐重點㉕ 更要加以利用的，整條魚都吃的智慧

實踐「智慧飲食」時的一個重點是，吃肉不如吃魚。然而，不吃魚的現象，不僅限於年輕階層，可說在整個社會蔓延開來。一般人把魚骨剔除比連同魚骨一起烹調的魚所剩下來的比率低，看來年紀大的人也懶得剔魚骨。

小時候，我們常喝骨湯，這乃是把骨頭放在鍋裡一直熬，熬到骨裡的髓都熬出爲止的湯。

另外，那時我們把魚肝當點心，連肉帶骨的吃鰮仔魚等小魚……。魚骨是鈣質的寶庫，因此，剔除魚骨的烹調法，自然攝取不到鈣質了。

午餐中的公魚南蠻漬的連頭帶骨的吃法，很值得推薦。

「智慧飲食」的關鍵之一，即是考究魚的攝取方法，以「一物全體食」觀念來吃魚，便能吃到所有的營養素。

健康且長壽的生活學

［通勤時試試提早一站下，走路到公司去。］

菜單	材　料（分量）	熱　量（Kcal）	蛋白質（g）	脂質（g）	鹽分（g）
捲麵包	捲麵包（2個） 奶油（8g） 草莓果醬（14g）	349	8.0	11.2	1.3
檸檬茶	紅茶（2g） 砂糖（6g） 檸檬（6g）	25	0.4	0.1	0.0
酸　乳	加糖酸乳（130g）	109	5.2	1.2	0.0
高麗菜蘋果沙拉	高麗菜（70g） 蘋果（30g） ・鹽 葡萄乾（3g） 荷蘭芹（0.5g） 蛋（半個） 調味醬（6g）	119	4.3	6.9	0.9
計		602	17.9	19.4	2.2

〈早餐做法的重點〉

高麗菜蘋果沙拉　①高麗菜切絲，汆燙後瀝乾，洒上鹽、胡椒。②蘋果切三公釐厚，浸在鹽水裡。③葡萄乾汆燙過。④用調味醬拌和瀝乾水分的高麗菜、蘋果及葡萄乾盛盤。洒上切末的荷蘭芹，附上切片的熟蛋。

★含維他命C或纖維的水果，一天應攝取一次。不喜歡吃水果的人，像如此般的跟沙拉混合吃也是個方法。蘋果、奇異果等具有清爽味道的水果，與蔬菜很好搭配。有酸味的柑橘類，也頗適合做沙拉。

〈午餐做法的重點〉

公魚南蠻漬　①用鹽水快速將公魚洗淨，瀝乾水分沾麵粉，炸成淡黃色。②蔥切三～四公分長，用網烤，將切薄片的薑、去種切絲的辣椒及調味料合併煮開。③把炸好的魚浸在②裡。④待味道滲透，放入蔥，洒上切末的胡蔥。

蘿蔔拌和檸檬　①蘿蔔切薄片，洒上鹽輕輕的揉。②檸檬去皮切薄片，與蘿蔔攪拌。

炒豆腐花　①把泡軟的香菇和紅蘿蔔切絲。碗豆切小丁。②熱油鍋炒豆腐渣，待全部都滲透油後再加紅蘿蔔炒。③加調味料調味及麻油拌和。最後，再洒上豌豆。

★公魚含有豐富的鈣質。因爲它的骨也能吃。本日的公魚南蠻漬所使用的公魚有七十公克。單是此一料理就可獲得五二五毫克的鈣質。爲彌補易攝取不足的鈣質，應積極吃連骨都能吃的魚。

「決定住院時，應向實際住過該院的人搜集情報。」

菜單	材　料 （分量）	熱　量 （Kcal）	蛋白質 （g）	脂質 （g）	鹽分 （g）
麥　飯	飯（160g） 强化麥（12g）	283	5.5	1.1	0.0
馬鈴薯味噌湯	味噌（12g） 馬鈴薯（40g） 裙帶菜（6g） ・高湯	55	2.8	0.8	1.3
公魚南蠻漬	公魚（70g） ・麵粉 ・沙拉油 蔥 {・醋・醬油 ・砂糖・酒 ・薑 ・辣椒} ◆蔥（8g） ◆胡蔥（少許）	160	13.2	7.1	0.9
炒豆腐花	豆腐渣（50g） 紅蘿蔔（12g） 豌豆（3g） 香菇（1g） ・沙拉油 ・麻油 ・淡味醬油 ・砂糖・鹽 ・酒	88	3.0	4.8	1.0
蘿蔔拌和檸檬	蘿蔔（40g） ・鹽 檸檬（3g）	8	0.3	0.0	0.4
計		594	24.8	13.8	3.6

〈晚餐做法的重點〉

燒賣 ①絞肉加調味料，充分混合。②洋蔥切末，包在布裡瀝汁，洒上太白粉。③把泡好的香菇、薑、大蒜切末，與①混合。④在用拇指和手指做成的圈裡放入燒賣皮。放入③的材料。⑤青豌豆洒上太白粉，放在燒賣中央，用強火蒸十分鐘，附上辣椒醬。

拌三絲 ①冬粉汆燙過後水洗，瀝乾後切成易吃的長度。②小黃瓜、火腿切五公分長的絲。③蛋切薄片後再切絲。④四種材料分成四色，依序擺在盤內，淋上調味料。

★燒賣和煎餃都是大家喜愛的中國料理。兩者使用的材料幾乎相同，營養上無啥差異。但以卡路里來比，煎餃較高。這是因爲燒賣是用蒸的，而煎餃是用油煎的緣故。常在外面吃的人，應記住吃營養相當，但卡路里較低的食物。

★拌三絲具有冬粉的白、小黃瓜的綠，火腿的粉紅，蛋的黃，看起來煞是好看，這一道菜含有澱粉、維他命、蛋白質，營養相當均衡。

「洗澡後應擦乾身，再穿上內衣。」

菜單	材料 （分量）	熱量 （Kcal）	蛋白質 （g）	脂質 （g）	鹽分 （g）
飯	飯（170g）	249	4.8	0.9	0.0
豆腐湯	豆腐（60g） 油菜（20g） 雞骨高湯（150c.c.） 蔥（10g） 薑（少許） ・酒・鹽 ・胡椒	59	5.7	2.6	1.2
燒賣	燒賣皮（6枚） 絞肉（50g） ・醬油・料酒 ・鹽・麻油 香菇（1g） 薑（2g） 大蒜（少許） 洋蔥（50g） 豌豆（4g） ・太白粉 沙拉菜（8g） ・醬油 ・芥末	265	13.2	11.6	1.7
拌三絲	冬粉（10g） 小黃瓜（20g） 火腿（10g） 蛋（15g） ・沙拉油 ・醬油 ・醋・麻油 ・芥末	105	4.6	5.3	1.1
計		678	28.3	20.4	4.0
一天的總計		1,874	71.0	53.6	9.8

●為易實踐「智慧飲食」的●

蛋白價

★蛋白質分數(蛋白價)是指就食品所含的蛋白質優劣所評的分數而言。含構成蛋白質的胺基酸的種類和量很多的食品,蛋白質分數自然愈高。

★「智慧飲食」的重點,也可以說是選擇蛋白質高的食品吃。

食　品	蛋白價	食　品	蛋白價
雞蛋	100	鮨魚	76
蜆	100	乳酪	74
秋刀魚	98	豆腐	67
雞肝臟	93	馬鈴薯	67
魚	91	蛤蜊	66
牛乳	85	小黄瓜	56
里肌肉	84	麵粉	56
雞胸肉	84	番茄	51
精白米	81	菠菜	41
竹筴魚	78	橘子	40
鮭魚	78	玉米	20

大展出版社有限公司	圖書目錄
地址：台北市北投區(石牌) 致遠一路二段12巷1號 郵撥：0166955～1	電話：(02)28236031 28236033 傳真：(02)28272069

・法律專欄連載・電腦編號58

台大法學院　法律學系／策劃
法律服務社／編著

1. 別讓您的權利睡著了 1　200元
2. 別讓您的權利睡著了 2　200元

・秘傳占卜系列・電腦編號14

1. 手相術	淺野八郎著	150元
2. 人相術	淺野八郎著	150元
3. 西洋占星術	淺野八郎著	150元
4. 中國神奇占卜	淺野八郎著	150元
5. 夢判斷	淺野八郎著	150元
6. 前世、來世占卜	淺野八郎著	150元
7. 法國式血型學	淺野八郎著	150元
8. 靈感、符咒學	淺野八郎著	150元
9. 紙牌占卜學	淺野八郎著	150元
10. ESP 超能力占卜	淺野八郎著	150元
11. 猶太數的秘術	淺野八郎著	150元
12. 新心理測驗	淺野八郎著	160元
13. 塔羅牌預言秘法	淺野八郎著	200元

・趣味心理講座・電腦編號15

1. 性格測驗① 探索男與女	淺野八郎著	140元
2. 性格測驗② 透視人心奧秘	淺野八郎著	140元
3. 性格測驗③ 發現陌生的自己	淺野八郎著	140元
4. 性格測驗④ 發現你的真面目	淺野八郎著	140元
5. 性格測驗⑤ 讓你們吃驚	淺野八郎著	140元
6. 性格測驗⑥ 洞穿心理盲點	淺野八郎著	140元
7. 性格測驗⑦ 探索對方心理	淺野八郎著	140元
8. 性格測驗⑧ 由吃認識自己	淺野八郎著	160元
9. 性格測驗⑨ 戀愛知多少	淺野八郎著	160元
10. 性格測驗⑩ 由裝扮瞭解人心	淺野八郎著	160元

11. 性格測驗⑪ 敲開內心玄機 淺野八郎著 140元
12. 性格測驗⑫ 透視你的未來 淺野八郎著 160元
13. 血型與你的一生 淺野八郎著 160元
14. 趣味推理遊戲 淺野八郎著 160元
15. 行為語言解析 淺野八郎著 160元

・婦 幼 天 地・電腦編號 16

1. 八萬人減肥成果 黃靜香譯 180元
2. 三分鐘減肥體操 楊鴻儒譯 150元
3. 窈窕淑女美髮秘訣 柯素娥譯 130元
4. 使妳更迷人 成 玉譯 130元
5. 女性的更年期 官舒妍編譯 160元
6. 胎內育兒法 李玉瓊編譯 150元
7. 早產兒袋鼠式護理 唐岱蘭譯 200元
8. 初次懷孕與生產 婦幼天地編譯組 180元
9. 初次育兒12個月 婦幼天地編譯組 180元
10. 斷乳食與幼兒食 婦幼天地編譯組 180元
11. 培養幼兒能力與性向 婦幼天地編譯組 180元
12. 培養幼兒創造力的玩具與遊戲 婦幼天地編譯組 180元
13. 幼兒的症狀與疾病 婦幼天地編譯組 180元
14. 腿部苗條健美法 婦幼天地編譯組 180元
15. 女性腰痛別忽視 婦幼天地編譯組 150元
16. 舒展身心體操術 李玉瓊編譯 130元
17. 三分鐘臉部體操 趙薇妮著 160元
18. 生動的笑容表情術 趙薇妮著 160元
19. 心曠神怡減肥法 川津祐介著 130元
20. 內衣使妳更美麗 陳玄茹譯 130元
21. 瑜伽美姿美容 黃靜香編著 180元
22. 高雅女性裝扮學 陳珮玲譯 180元
23. 蠶糞肌膚美顏法 坂梨秀子著 160元
24. 認識妳的身體 李玉瓊譯 160元
25. 產後恢復苗條體態 居理安・芙萊喬著 200元
26. 正確護髮美容法 山崎伊久江著 180元
27. 安琪拉美姿養生學 安琪拉蘭斯博瑞著 180元
28. 女體性醫學剖析 增田豐著 220元
29. 懷孕與生產剖析 岡部綾子著 180元
30. 斷奶後的健康育兒 東城百合子著 220元
31. 引出孩子幹勁的責罵藝術 多湖輝著 170元
32. 培養孩子獨立的藝術 多湖輝著 170元
33. 子宮肌瘤與卵巢囊腫 陳秀琳編著 180元
34. 下半身減肥法 納他夏・史達賓著 180元
35. 女性自然美容法 吳雅菁編著 180元
36. 再也不發胖 池園悅太郎著 170元

37. 生男生女控制術	中垣勝裕著	220 元
38. 使妳的肌膚更亮麗	楊　皓編著	170 元
39. 臉部輪廓變美	芝崎義夫著	180 元
40. 斑點、皺紋自己治療	高須克彌著	180 元
41. 面皰自己治療	伊藤雄康著	180 元
42. 隨心所欲瘦身冥想法	原久子著	180 元
43. 胎兒革命	鈴木丈織著	180 元
44. NS 磁氣平衡法塑造窈窕奇蹟	古屋和江著	180 元
45. 享瘦從腳開始	山田陽子著	180 元
46. 小改變瘦 4 公斤	宮本裕子著	180 元
47. 軟管減肥瘦身	高橋輝男著	180 元
48. 海藻精神秘美容法	劉名揚編著	180 元
49. 肌膚保養與脫毛	鈴木真理著	180 元
50. 10 天減肥 3 公斤	彤雲編輯組	180 元

・青 春 天 地・電腦編號 17

1. A 血型與星座	柯素娥編譯	160 元
2. B 血型與星座	柯素娥編譯	160 元
3. O 血型與星座	柯素娥編譯	160 元
4. AB 血型與星座	柯素娥編譯	120 元
5. 青春期性教室	呂貴嵐編譯	130 元
6. 事半功倍讀書法	王毅希編譯	150 元
7. 難解數學破題	宋釗宜編譯	130 元
8. 速算解題技巧	宋釗宜編譯	130 元
9. 小論文寫作秘訣	林顯茂編譯	120 元
11. 中學生野外遊戲	熊谷康編著	120 元
12. 恐怖極短篇	柯素娥編譯	130 元
13. 恐怖夜話	小毛驢編譯	130 元
14. 恐怖幽默短篇	小毛驢編譯	120 元
15. 黑色幽默短篇	小毛驢編譯	120 元
16. 靈異怪談	小毛驢編譯	130 元
17. 錯覺遊戲	小毛驢編著	130 元
18. 整人遊戲	小毛驢編著	150 元
19. 有趣的超常識	柯素娥編譯	130 元
20. 哦！原來如此	林慶旺編譯	130 元
21. 趣味競賽 100 種	劉名揚編譯	120 元
22. 數學謎題入門	宋釗宜編譯	150 元
23. 數學謎題解析	宋釗宜編譯	150 元
24. 透視男女心理	林慶旺編譯	120 元
25. 少女情懷的自白	李桂蘭編譯	120 元
26. 由兄弟姊妹看命運	李玉瓊編譯	130 元
27. 趣味的科學魔術	林慶旺編譯	150 元

國家圖書館出版品預行編目資料

智慧飲食吃出健康/柯富陽編著
——初版，——臺北市，大展，1998［民87］
面；21公分，——（家庭醫學保健；29）
ISBN 957-557-818-X（平裝）
1.營養

411.3　　87005471

智慧飲食吃出健康　　ISBN 957-557-818-X

編著者/ 柯　富　陽
發行人/ 蔡　森　明
出版者/ 大展出版社有限公司
社　址/ 台北市北投區（石牌）致遠一路2段12巷1號
電　話/（02）28236031・28236033
傳　真/（02）28272069
郵政劃撥/ 0166955-1
登記證/ 局版臺業字第2171號
承印者/ 高星企業有限公司
裝　訂/ 日新裝訂所
排版者/ 弘益電腦排版有限公司
初版1刷/ 1998年（民87年） 7月

定　價/ 200元

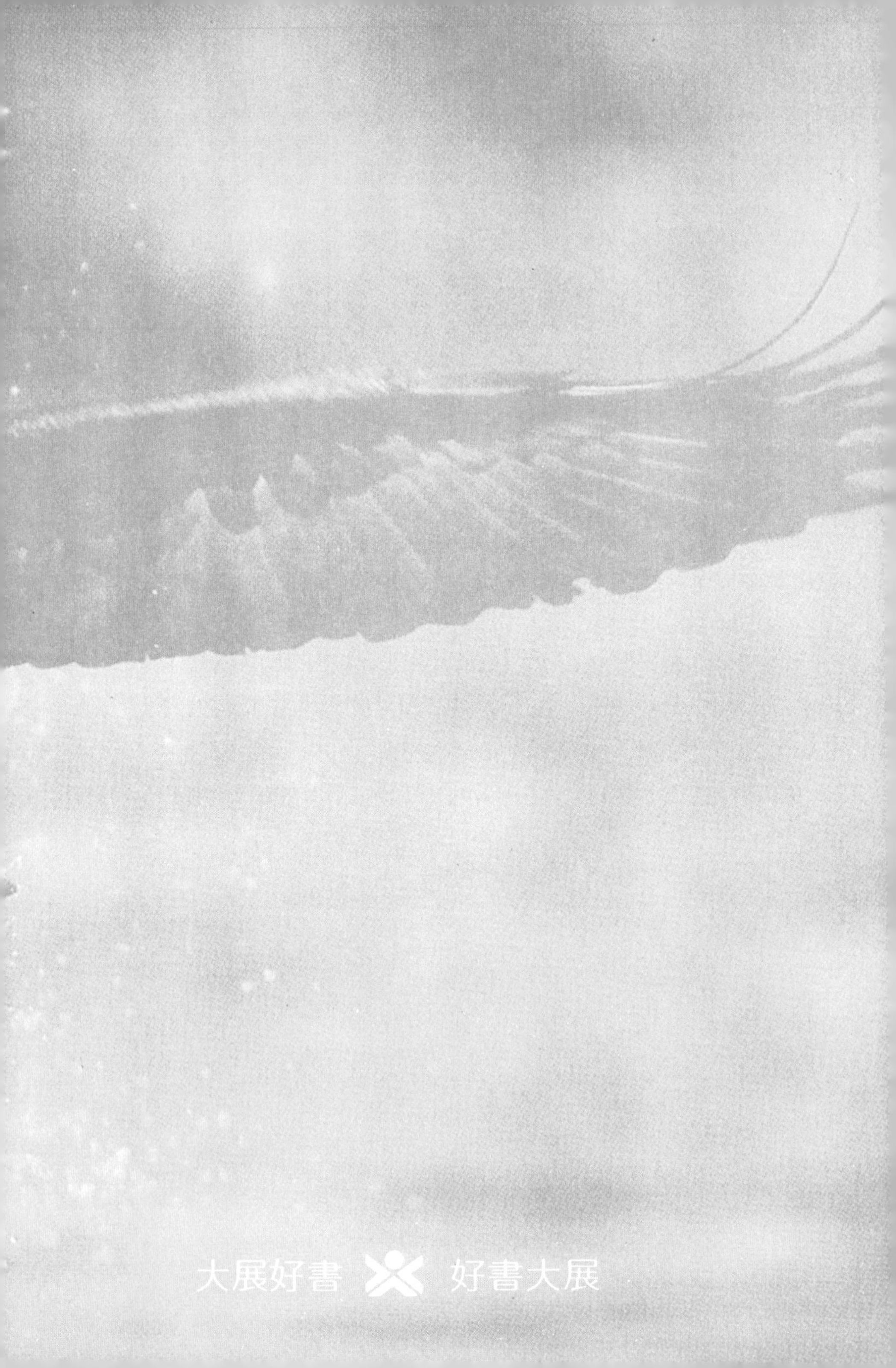
大展好書 好書大展

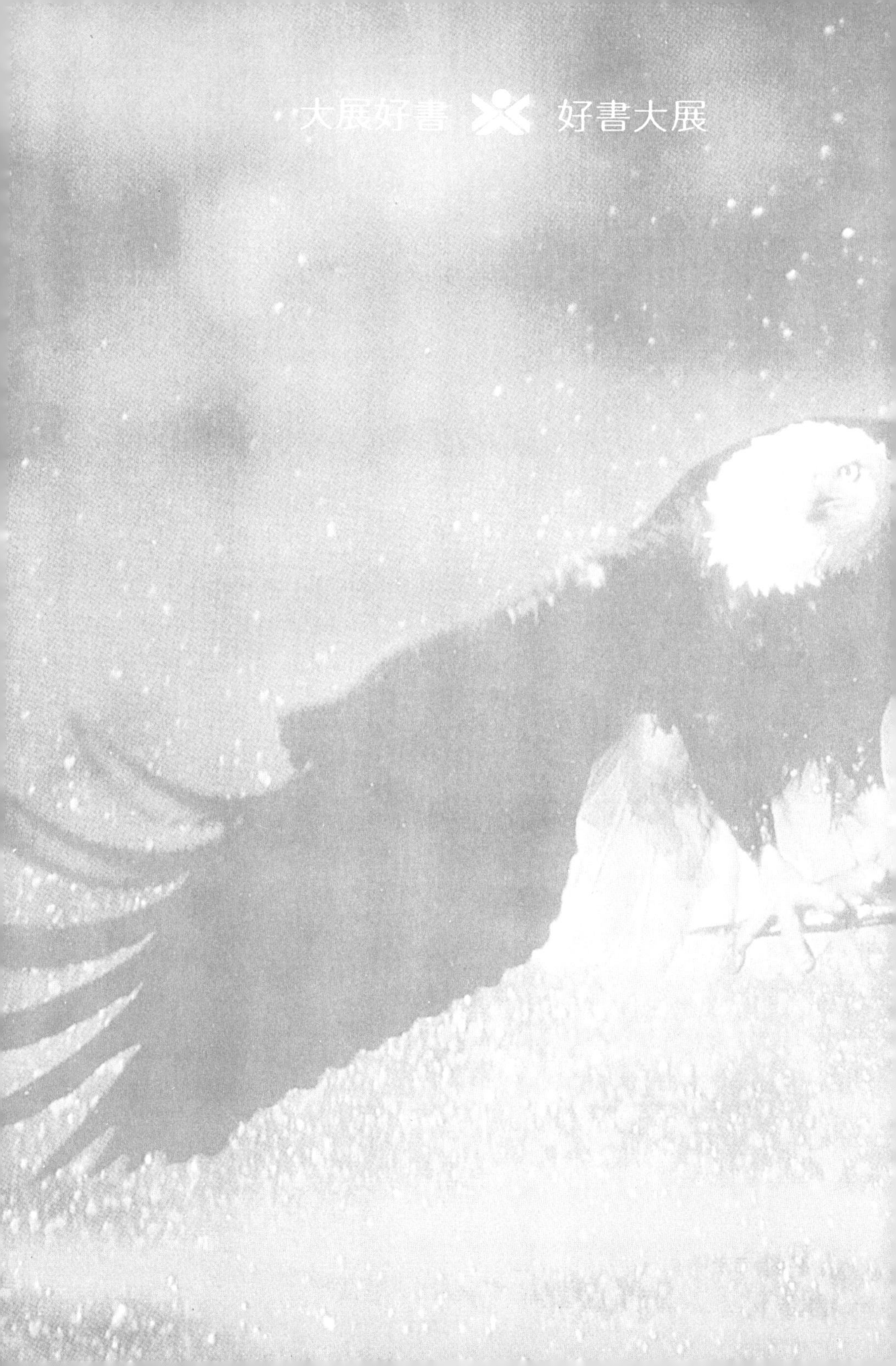
大展好書 好書大展